암⑴癌⑵!
예방이 최선이다

누구나 쉽게 할 수 있는 고바야시 박사의 암 예방법

암(癌)!
예방이 최선이다

고바야시 히로시 지음
이인수 옮김

小花

GAN NO YOBO
New edition

by Hiroshi Kobayashi

Copyright © 1999 by Hiroshi Kobayashi

First published in Japanese in 1999
by Iwanami Shoten, Publishers, Tokyo.

This Korean edition published 2001 by Sowha Publishing Co., Seoul
by arrangement with the author c/o Iwanami Shoten, Publishers, Tokyo.

■ 암(癌)! 예방이 최선이다 ■

초판2쇄발행 • 2002년 2월 25일

지은이 • 고바야시 히로시
옮긴이 • 이인수
발행인 • 고화숙
발행처 • 도서출판 소화
등록 • 제13-412호

주소 • 서울시 영등포구 영등포동 94-97
전화 • 677-5890(대표) 팩스 • 2636-6393
홈페이지 • www.sowha.com

ISBN 89-8410-191-5

☆잘못된 책은 언제나 바꾸어 드립니다.

값 10,000원

머리말

암에 대한 정보는 최근 양적으로 풍부해졌을 뿐만 아니라 그 내용도 상당히 고도화·구체화되고 있다. 정말 바람직한 일이다.

하지만 전문가가 아닌 사람에게 암은 여전히 수수께끼이며, 그 전모를 이해한다는 것이 매우 어렵다. 암에 대해 잘 아는 것 같아도 단편적인 지식의 이해에 지나지 않거나, 정확한 이해가 이루어졌다고 볼 수 없는 경우도 있다.

암 대책이란 본래 암의 예방, 진단, 치료의 3가지 요소로 이루어지는 것이나, 진단과 치료 분야는 최근 매우 진보하여 모든 암의 절반 이상은 5년 이상 생존할 수 있게 되었다. 그런데 암의 예방에 관한 한, 학문적으로나 실제 생활에서 아직도 미숙한 단계라기보다, 차라리 그에 대한 관심이 그다지 높아지지 않은 상태라고 할 수도 있다. "예방보다 좋은 치료는 없다"는 말이 있는 만큼, 이러한 현실은 안타까운 일이다.

일본암학회의 발표내용을 보아도 3분의 1정도가 '암의 예방'과 관련이 있는 건설적인 연구이다. 그런데 '암 예방'을 위해서라는 목표의식이 없거나 목적이 명확하지 않은 연구에 그치는 경우가 적지 않아 안타깝게 생각한다. 만일 가능하다면 암을 연구하는 학자들과 일반 시민 모두가 보다 더 암 예방에 관심을 가지고 암 해결에 대한 기대를 현실화시켜 가자고 제안하고 싶다.

일부 국가에서는 금연을 비롯한 생활습관의 개선으로 암의 이환율(罹患率)이 감소한다거나, 간호가 필요한 사람의 수가 감소하는 구체적인 성과를 보이기 시작했다. 그러므로 '암 예방'은 결코 손이 닿을 수 없는 멀리 있는 것이 아니다.

이 책은 최근 암 예방에 관한 연구성과 중에서 중요한 것을 모아 정리한 후 쉽게 해설하고자 하였다. 예방에 관계되는 의학 · 생물학뿐만 아니라 이에 대한 인문 · 사회학적인 배경도 실어 이해를 돕고자 하였다.

단지 한정된 지면으로 줄여서 쓸 수밖에 없었던 부분은 이해하기 어려울지도 모른다. 독자의 흥미에 따라 어느 장에서부터 읽어도 좋으며, 가령 이해하기 어려운 부분이 있다고 해도 세세한 부분에 구애받지 말고 암의 예방에 대한 핵심을 이해해 주기 바란다.

오해가 있어서는 안 되지만 '암 예방'은 암에 한정된 예방은 아니다. 암을 중심으로 했으나, 주된 사망 원인인 심근경색이라든가 뇌혈관장해의 예방에도 기본적으로 연관된다는 점에서 이 책은 '성인병의 예방'이라고 해도 좋다. 어찌하든 독자의 건강과 행복에 도움이 될 수 있다면 저자에게는 이보다 더한 기쁨은 없을 것이다.

또한 이 책은 10년 전의 졸서인 『암의 예방』(이와나미신서)을 전면적으로 개정하여 '암의 예방신판'이라고 하였다. 이 10년간 학문의 진전은 경이적이어서, 사람들의 암에 대한 관심이 높아진 것도 기쁜 일이다. 이에 학문의 진보가 뒷받침한 '새로운 암 예방'에 대한 보다 높은 관심을 기대한다.

1999년 2월 삿포로에서

저자

목
차

- 겉보기 유전 : 발생 단계 유전자의 변화로 인한 질환
- 궁극발암물질 : 활성화된 발암물질
- 근접발암물질 : 활성화 전의 전구 발암물질 등
- 기저막 : 세포조직 사이의 면(경계막)
- 대사활성능력 : 전구발암물질을 활성발암물질로 대사하는 능력
- 대식세포 : 번식 대형 단각구 세포로서 암세포 공격능력이 있다.
- 돌연변이원성물질 : 유전자 장해물질
- 말초혈관확장성운동실조증 : 유전병의 하나로 백혈구암에 많이 일어남
- 망막아종 : 망막의 암 종류
- 미만성(瀰漫性) : 넓게 퍼짐
- 무혈청배양 : 혈청 없이 세포배양액을 쓴 경우
- 반흔(瘢痕)조직 : 상처나 부스럼 자국이 있었던 조직
- 발생모지(母地) 세포 : 세포가 유래된 원시세포
- 분연(分煙) : 흡연장소를 비흡연자로부터 고립시키는 것
- 불대전자(free radical) : 불안정한 불대전자의 산소나 OH
- 베타 카로틴 : 비타민 A의 전구물질
- 브룸증후군 : 일광과민증을 갖는 유전자로 인한 임파선암 또는 백혈구암이 많은 유전병
- 상대위험도(odds비) : 비교 위험도(예를 들면 흡연자와 비흡연자)
- 상피암 : 표피 세포암
- 색소성 건피증 : 태양광선 과다노출로 인한 암종류(피부암)의 유전자 복구기능결함(Xeroderma pigmentosa)
- 생물지표(biomarker) : 암세포나 암조직의 진단 지표들

- 선종 : 선상피세포로부터 발생하는 양성종양(암)
- 세균총(細菌叢) : 세균집단
- 소인(素因) : 요인
- 신경아종 : 신경절세포나 부현세포 분화과정의 암세포
- 신생(de novo)암 : 전암병변이 전혀 없는 곳에서 갑자기 발생하는 암
- 아포토시스 : 세포자연사 또는 세포자멸
- 악성화 : 양성종양이 악성 암 세포로 진전되는 것
- 에스트라디올 : 여성 호르몬
- 엔돌핀(Endorphin) : 내인성 호르몬으로 뇌하수체에서 주로 분비된다.
- 유전소인(감수성) : 유전자 백신계열에 따른 발암물질에 대한 장해 민감도
- 이상항진(異常亢進) : 지나치게 자극시킨 면역기능 등
- 이환연령 : 병이 걸리는 나이
- 이형도 : 세포형태의 변화 정도
- 이형성 : 불규칙 세포, 세포의 형태 변화
- 위음성 : 있는 병을 없는 것으로 오진하는 것
- 위양성 : 없는 병을 있는 것으로 오진하는 것
- 원격전이 : 암 발생 장기에서 멀리 떨어진 장기에 암이 전이되는 것
- 윌름스종양(Wilms' tumor) : 태아성선육종
- 잠혈검사 : 피검사
- 전사(轉寫)조절 : DNA(핵산) 복사조절
- 전암(前癌)병변 : 암이 되기 전의 병변으로 암의 징후, 장기에 따라 선종, 이형성, 상피암이라 불리기도 함.
- 종양 표식인자 : 암을 진단할 수 있는 표적

- 카포지육종 : 헤르페스 바이러스(8형)로 인한 육종아 또는 임파종
- 타목시펜 : 유방암 예방 또는 의료제로 사용하는 항암제
- 텔로미어 : 유전자 염색체 양단의 구조
- 파필로마 바이러스 : 유두종 바이러스
- 판코니 빈혈 : 모세혈관확장실조증 및 염색체절단증후군
- 폴리오마 바이러스(polioma virus) : 소아마비 바이러스
- 폴립 : 양성 종양병변(대장 양성암 종류)
- 항돌연변이원성 : 유전자 장해물질
- 항산화물질 : 활성화산소를 중화 또는 대사하는 유기물
- 항상성(homeostasis) : 신체 전체의 생리적인 내성 또는 항상성
- 헤리칼 CT : 패상진단검사기
- APC 유전자 : 대장암 유전자
- BRCA 유전자 : 유방암 유전인자 중 하나
- DHA(docosahexanoic acid) : 오메가 3가 지방산
- K · RAS 유전자 : 암 유전자 중의 하나(상피암에 속함)
- NNK : 담배에 포함된 발암물질
- NK(Natural Killer)세포 : 면역세포 중 T림프구종으로 암세포 파괴 기능을 가진 T-세포
- PSA 반응검사 : 전립선 암 표시
- P53 유전자 : 암 유전자 활성을 억제하는 유전자
- SOD(superoxide dismutase) : 활성화산소를 대사하는 효소

I.암이란?

　의학의 진보로 암의 치유율이 높아졌지만 암으로 인한 사망자는 증가하고 있다. 그 원인은 고령자가 늘어나기 때문이다. 암은 노화병으로서의 암 이외에, 유전병으로서의 암, 환경병으로서의 암으로, 크게 세 가지로 나눌 수 있다.

　그중, '환경병'으로서의 암의 비중이 가장 크다. 현재 환경 중의 발암인자는 상당히 많이 검출, 분류가 이루어지고 있지만 암화의 원인이 정확히 밝혀지지는 않았다. 암은 기본적으로는 '돌연변이'에 의해 생긴 세포내 유전자의 상처가 오랜 기간 축적되어 세포는 암화하여 점차 악성화한다. 따라서 암화는 단계적 변화가 축적된 결과이므로 암세포 탄생의 극적 순간은 존재하지 않으며 암화의 순간을 본 사람은 없다.

I. 암이란?

I. 암이란?

'암'은 어떤 병인가?
'암'은 어떻게 발생하는가?

① 암을 다시 생각한다.

암은 미운 천적일까?

가족을 암으로 잃은 사람에게 암은 천적으로 보일 것이다. 그러나 암을 미워해야 하는 것, 배제해야 하는 것으로만 생각한다면 암의 정체를 알 수 없으며, 암에 대한 적절한 대응을 할 수 없을지도 모른다.

그렇다면 암 세포는 어떻게 생겨날까?

비유적인 표현을 하자면, 암 세포는 노화되거나 약화된 정상(正常) 세포의 분신으로서 마치 구세주와 같이 원기왕성한 '강한 세포'로 착각하게 하면서 생겨나는 것으로 보인다. 좀 역설적인 표현이지만, 암은 적어도 우리들의 신체와 싸우도록 생겨난 것은 아닌 것 같다.

그러므로 주변의 정상 세포는 암 세포를 '미운 놈'으로서가 아니라, '우리 친구, 우리 편'으로서 받아들인다. 이렇게 되면 암 세포는 생체로부터 따돌림을 받거나 저항을 받는 일 없이 약해진 세포의 대역을 한다.

그러나 유감스럽게도 암 세포는 증식만 할 뿐 정상 세포가 원래 가지고 있는 대사기능을 충분히 대체하지는 못한다. 더구나 시간경과에 따라 무한히 증식을 계속하면서 점차로 제멋대로 행동하게 되어, 끝내는 생체를 제물로 하고 만다. 그러나 암 세포는 생체를 제물로 함으로써 자기 자신까지 죽는 것은 알아차리지 못한다.

암에 대한 이와 같은 생각은 다소 무리가 있어서, 암에 대해 동정적이라고 비난을 받을지도 모른다. 그러나 우리들은 '암'을 단순히 박멸해야 하는 대상으로서 용감하게 도전적으로 보기만 해서는 안 될 것 같다. 때로는 암이 생겨난 배경을 생각하고, 또 새로운 생물(암)에 대한 외경심을 가지고, 더 나아가서는 가족을 대하듯이 다정한 기분을 갖는 것도 필요한 것은 아닐까. 암에 대한 견해에 증오 이외의 다각적인 이해와 이를 위한 마음의 여유를 가졌으면 한다.

암은 언젠가 사라질까?

암에는 세 가지 모습이 있다. 하나는 노화병으로서의 암, 다른 하나는 유전병으로서의 암, 마지막으로 환경질환으로서의 암이다.

우선 노화병으로서의 암을 보면, 생물로서 살아가는 것은 반드시 나이를 먹고 노화하는 것과 같이, 세포의 '암화'는 세포의 '노화'와 매우 밀접한 관계가 있는 것 같다. 사실, 예외가 있지만 암은 연령적으로는 노화와 더불어 증가한다. 요컨대 암은 일종의 '노화병'이다.

의학의 진보로 암이 낫게 되어 이만큼 많은 암 환자가 구제되고 있지만 암에 의한 사망자가 점점 증가하는 것도 고령자가 늘어나기 때문이다.

암은 유전적인 배경도 있다. 유전이 강하게 관여하는 암은 20종 가량 있으나, 그것은 접어두고 우리들의 일상에서도 담배를 아무리 피워도 암에 걸리지 않는 사람, 또한 담배를 피지 않아도 암에 걸리는 사람이 있는 것과 같이, 암에 걸리기 쉬운 체질인 사람, 반대로 쉽게 암에 걸리지 않는 체질인 사람이 있다. 암에 걸려도 치료가 효과적으로 되어 잘 낫는 사람, 반대로 잘 낫지 않는 사람도 있는 것을 보면, 여기에도 무언가 생체의 유전적 배경이 있음직하다. 즉 암은 넓은 의미로 일종의 '유전병' 이다.

암을 노화병이라든지 유전병이라고 단정하는 것은 극단적인 생각이기는 하나, 암화라는 수수께끼의 일면에 노화와의 관계, 또는 유전과의 깊은 관계가 있다는 뜻이다.

암은 또한 '환경병' 이기도 한다. '환경병' 으로서의 비중은 세 가지 암의 원인 중에서 가장 크다. 현재, 환경 중의 발암인자는 상당히 많이 검출, 분류가 이루어지고 있지만, 유감스럽게도 이 발암인자 때문에 왜 정상 세포가 암화하는가, 왜 악성화하는가하는 기전은 아직도 잘 밝혀지지 않았다. 기본적으로는 '돌연변이' 에 의해 생긴 세포내 유전자의 상처가 오랜 기간

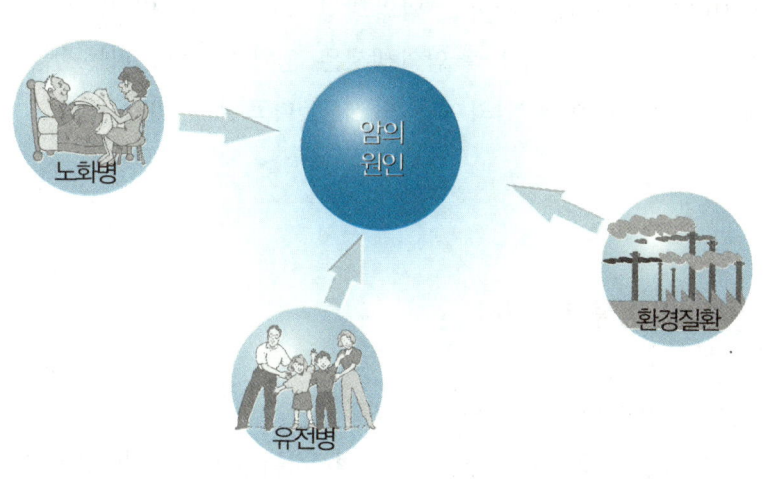

동안 많이 축적되어 세포는 암화하여 점차 악성화한다고 생각한다. 이같은 돌연변이의 원인은, 우리들이 살아가는 생활환경에 존재하는 수많은 돌연변이원성(突然變異原性) 물질(이것이 발암 물질이 되기도 한다)이 있기 때문이며, 또한 돌연변이원성 물질은 체내에서도 자연스럽게 만들어지기 때문이다.

자연계의 대기 중 산소도 신체에 들어와 활성화하여 돌연변이를 일으킬 가능성이 있다고 한다. 이를 생각하면 아무리 우리들의 환경을 깨끗이 해도 세포가 늙는 과정에서 언젠가는 암화하는 것은 자연섭리와 같이 어쩔 수 없는 것으로 보인다.

그러면 '암'을 언젠가 이 세상에서 없앨 수 있을까? 물론 암이 없어지는 날을 기대하고 싶으나, 해답은 솔직히 말해 '아니오' 이다.

'아니오' 라고 말하는 것은 유감이지만 암이 노화나 유전과 깊은 관계가 있는 한, 또한 환경이나 체내의 돌연변이원성물질 제거에 한계가 있는 한, 암은 늙어가는 과정에서 언젠가는 나타나게 된다. 이것은 어쩔 수 없는 일이며, 오히려 자연스러운 것이 아닐까?

가령 '암으로 죽는다' 거나 '암의 발생' (암의 이환)이 지금보다 감소하는 시대가 온다고 해도, 적어도 '암의 발생' 그 자체가 없어지는 것은 영원히 있을 수 없을 것이다. 즉 암의 발생은 '영원한 것이다' 라는 점을 이해하는 데서부터 이제 '암의 예방' 이 시작된다고 할 수 있다.

② 암이 형성될 때까지

암 세포탄생—암화 순간은 알 수 있을까?

암의 예방은 암 세포가 생기는 것을 억제하는 것이다. 그렇다면 세포가 암화하는 '순간'을 밝혀서, 그때 집중적으로 예방대책을 취하는 것은 가능할까?

암 세포의 탄생일은 아기가 태어나는 것처럼 몇 월 몇 일 즉 명확하게 '언제'라고 알 수는 없다. 암화는 언제 일어났는지 알 수 없는 길고 긴 단계적 변화가 누적되어 생기기 때문이다. 따라서 이 긴 시간은 전부가 암 예방의 대상이 되나, 암화의 순간을 알 수 없는 만큼 암화를 예방하는 것도 쉽지 않고, 여러 문제가 제기된다.

암 세포 탄생은 생체의 조건과도 연동하여 어느 때는 암으로 진행되고, 또 어느 때는 암으로 진행되지 못하는 경우도 있다. 세포 자신도 자신이 암 세포인지 정상 세포인지 알지 못하고 헤매는 시간이 길다고 할 수 있다.

따라서 암화의 시점 판단은 전문가라고 해도 어려워, 현미경 사진 한 장을 보고 어느 병리학자는 암이라고 하고, 다른 병리학자는 아직 암은 아니다라고 서로 다른 판단을 내리는 미묘한 단계가 나타나는 경우도 종종 있다. 암인지 아닌지는 환자 자신에게도 중대한 일이므로 이런 경우에는 조사했던 조직 주변을 다시 조사 한다든지 더 시간을 두고 재검사를 받든지 하여 최종 진단을 받도록 한다.

'전암(前癌)병변'이라는 용어가 있다. 이는 암이 되기 전의 병변으로 암의 징후라고도 할 수 있다. 전암병변은 다양하다. 최근 증가하는 대장암의 예를 보면 대장 폴립(polyp)은 대장의 전암병변중 하나이다. 사실 폴립

 암화의 순간

암이 되는 순간을 보지 못하는 이유는 암화는 단계적 변화가 축적된 결과이므로 암 세포 탄생이라는 극적 순간은 존재하지 않기 때문이다.

의 시기를 거쳐 암화가 진행되는 경우가 많다.

전암병변이 반드시 암으로 이행하는가 하면 반드시 그런 것도 아니다. 그렇다고 암에 걸리는 경우에 반드시 전암병변을 거치는것도 아니다. 앞의 대장암도 대장 폴립이라는 단계를 거쳐 암으로 이행하는 경우가 많으나, 폴립과 같은 전암병변이 전혀 없는 곳에서 대장암이 갑자기 발생하는 경우도 있다(신생〈de novo〉암이라고 불린다). 전암병변은 암에 대한 주의 신호이기는 하나, 그중에는 주의신호 없이 갑자기 적신호가 되는, 즉 암이 되는 경우도 있다는 말이다.

드물지만 전암병변이 아무 치료도 없이 자연적으로 낫는 경우도 있다. 이것은 전암병변이 되는 부분이 암화가 될지에 대해 아직은 상당히 망설이는 불안정한 상태에 있다는 증거이기도 하다.

전암병변에서 암으로 진행되었다고 하자. 그런데, 지금까지 세계의 연구자 중 그 누구도 이 암화의 순간을 보지 못했다. 우리 몸에 있는 수조(兆)의 세포를 하나하나 현미경으로 볼 수 없다는 기술적인 이유뿐만 아니라, 앞에서도 서술한 것처럼 암화가 이루어지는 것은 암화를 향한 단계적 변화의 축적 결과이므로 암 세포의 탄생이라는 극적 순간은 존재하지 않기 때문이다.

그렇다면 정상 세포도 아니고 암 세포도 아닌 이 이행 단계의 세포를 과연 무엇이라고 부르면 좋은가. 반암(半癌) 또는 반은 암이 아니라고나 할까. 어쨌든 이 시기는 제법 길다. 이들 병변은 전암병변이라고 하고 장기에 따라 선종, 이형성(dysplasia), 상피암(CIS라 약칭) 등 여러 진단명으로 불린다.

암이 되기까지 걸리는 시간은 어느 정도일까? 장기에 따른 차이는 있으나, 상상 외로 긴 시간이 걸린다. 정상 세포에서 전암병변에 이르기까지의 시간과 그 후의 시간을 전부 포함하여 임상적으로 발견되는 암이 되기까

암(癌)! 예방이 최선이다

지 걸리는 시간은 대장암은 10년~25년, 유방암은 20~28년이라고 한다. 전립선암은 약 30년 정도이다.

암으로 진행하는 단계는 컴퓨터를 사용하여 세포나 핵의 이형도(異型度)의 전체적인 양상으로부터 객관적으로 나타낼 수도 있다. 따라서 이 이형도의 변동을 시간에 따라 추적하여 어떤 전암병변이 어느 단계에 속하는지, 약을 사용하는 '화학예방'으로 이를 어느 정도 정상으로 되돌리는 효과가 있었는지 등을 객관적으로 알 수 있다.

이와 같은 병변의 세포가 기저막을 파괴하기 시작하면 처음으로 암이라고 확실하게 진단하게 된다. 서구의 학자는 이 상태의 소견을 보고 비로소 암으로 진단할 수 있다고 하나, 일본의 학자는 기저막을 파괴하여 침윤하지 않아도 이형도가 강한 세포집단이 있으면 암이라고 진단할 수 있다고 주장하는 사람이 많다. 기본적으로는 명확하게 암과 그렇지 않은 것을 구별할 수 있는 객관적인 기준이 있는 것은 아니다. 어쨌든 이러한 긴 시기는 집중적인 암 예방(특히 화학예방)의 대상이 된다는 것을 여기서 다시금 밝혀두고자 한다.

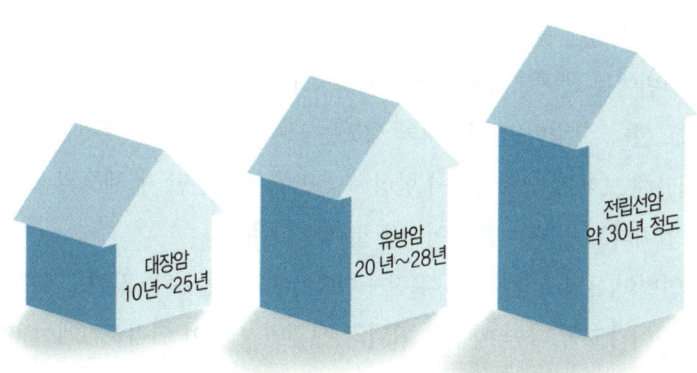

정상 세포가 암세포가 되는 데 걸리는 기간

암화 단계가 진행하여 드디어 진짜 암 세포(집단)라고 판정되었다고 가정하자. 일단 만들어진 암 세포는 이제는 간단히 낫지 않는다고 생각되나, 그래도 생체의 어떤 상황에 의해 다행스럽게도 암 세포가 죽는 경우도 있다. 직접 이를 확인하는 것은 어려우나, 생체면역작용을 하는 림프구나 대식 세포가 암 세포를 죽이는 것이 실험적으로 잘 알려지고 있다.

생성 직후의 암 세포가 아포토시스(apoptosis)라는 세포 자신의 자살행위로 죽어가거나 경우에 따라 분화하여 정상 세포로 돌아가는 경우도 있다. 경우에 따라 모세혈관을 적절히 만들지 못하고, 암 세포는 영양보급 길이 차단되어 죽는 경우도 있다. 암 세포를 둘러싼 '미세환경'은 많은 수수께끼에 둘러싸여 알지 못하는 부분이 많으나, 이를 밝히는 작업이 지금 진행되고 있다. 이러한 연구영역은 암의 '예방'과 '치료'의 접점, 또는 경계영역이기도 한다.

유전자 수준에서의 입증 ― 암화의 과정을 추적한다

세포의 암화가 세포의 중요한 성분인 단백질을 만드는 유전자의 돌연변이 등에 의해 일어나는 것은 이미 널리 알려졌다. 그러므로 암은 유전자의 병이라고도 한다. 그렇다면 돌연변이는 생체에서 어떻게 일어나는가? 암의 예방이라는 관점에서 생각해 보자.

돌연변이는 생체내의 100만 개 세포당 1∼10개의 비율로 늘 일어나고 있다고 한다. 그렇다면 생체내의 세포는 모두 60조 개라고 할 때, 단순하게 계산해 보아도 생체내에서 항상 수백만에서 수천만 개 세포의 돌연변이가 일어나고 있다는 믿기 어려운 결과가 나온다.

돌연변이(유전자 변이 또는 유전자 이상이라고도 할 수 있음)가 그렇게 빈번히 일어나고 있다면 암뿐만 아니라 신체의 이상이 여기저기에서 빈번하게 일어나는 것은 자연스러운 일이다.

그런데 실제로 세포의 암화는 돌연변이의 계산에 의해 예측될 정도로 많지는 않고 오히려 적다. 그 이유는 무엇일까?

세포의 돌연변이가 일어나려면 세포는 증식기의 세포인 분열·증식 가능성(potential)을 가져야 한다. 위·대장·간 세포 등은 항상 분열과 증식을 반복하는 세포로, 이와 같은 세포는 돌연변이를 일으키기 쉬우며 암화되기도 쉽다. 이런 세포가 바로 암 예방의 대상이 된다. 그러나 근육이라든지 뇌와 같은 분열증식 능력을 가지지 않은 정지기(또는 휴지기)의 세포는 돌연변이가 일어나기 어려워 암이 되기 어렵기 때문에 예방 대상으로 삼을 필요는 별로 없는 듯하다.

다시 말하면 세포의 암화가 돌연변이의 계산에 의해 예측될 만큼 많지 않은 것은 가령 어디에서 세포가 돌연변이를 일으켰다고 해도 정상 상태로 되돌리려는 작용, 즉 돌연변이에 의해 받은 유전자의 상처(또는 변이, 결손)를 복원하려는 기능을 정상 세포가 갖고 있기 때문이다. 그러므로 한번 받은 유전자의 상처는 수리되어 원래의 정상 세포로 돌아간다. 만일 복원되지 못할 만큼 커다란 손상을 받은 경우에는 그 세포는 증식 분열할 수 있는 능력을 상실하여 결국에는 사멸하고 만다. 이것도 예측 이상으로 세포의 암화가 적은 이유의 하나이다.

또한 중요한 것은 세포의 돌연변이가 있다고 하여 돌연변이 모두가 암화로 이어지지는 않는다. 암화로 이어질 수 있는 돌연변이는 염색체의 특정 유전자에서 일어나지 않으면 안 된다. 따라서 세포의 유전자가 많은 상처를 받았다고 해도 이것이 중요한 부위의 것이 아니면 암으로 이어지지 않는다. 그렇다면 암화로 이어지는 유전자의 상처는 어느 염색체의 어떤 부위에서 일어날까?

한 개의 염색체는 한 군데의 움푹 들어간 곳을 경계로 짧은 팔p와 긴 팔q로 나뉘며, 이것이 또다시 세분되어 몇 개의 부위(region)로 나뉜다

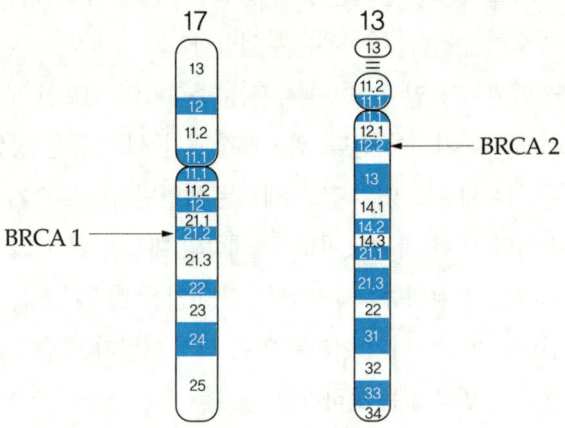

[그림 1] BRCA유전자의 염색체(17, 13)상의 위치

([그림 1]). 이는 분염법 등의 특수한 기술로 확인할 수 있으며, 예컨대 유전성 유방암의 경우 우선 17번째의 염색체에 상처가 생겨도, 그것이 긴 팔의 q21 부위의 BRCA1유전자에 일어나지 않으면 안 된다. 또한 13번째 염색체의 q12의 부위의 BRCA2유전자의 돌연변이가 일어나지 않으면 암으로 진행하지는 않는다.

이 '유전자' 란 일반적인 명칭이나, 암에 관계하여 활성화되는 유전자는 특히 '암 유전자' 라고 불린다. 지금까지 100개 이상의 암 유전자가 발견되어 왔다. 이 중에는 K · RAS유전자로 대표되는 세포의 암화에 관계하는 것도 있다.

새로 '암 억제유전자' 도 10개 이상 발견되었다. 최근에는 암과 관계된 유전자라고 할 때는 오히려 암 억제유전자(의 불활성화)를 가리키는 경우가 많고, 이 암 억제유전자가 오히려 암화보다 중요한 역할을 한다고 생각된다. 앞서 설명한 유전성 유방암의 유전자 BRCA1, BRCA2 외에 뒤에 설명할 RB, APC, P53 등과 암에 관계되는 중요한 암 유전자는 거의 대부분이 '암 억제유전자' 이다.

암과 관계되는 유전자 중에서 '암 유전자' 와 '암 억제유전자' 와의 관계는 차가 달릴 때의 가속기(accelerator)와 제동기(brake)에 비유할 수 있다. 암 유전자의 가속기만으로 차는 달리지 않으나(암이 되지 않는데), 이 것은 통상 제동기 역할의 암 억제유전자가 작용하고 있기 때문이다. 그런데 암 억제유전자의 활동이 돌연변이 등에 의해 효과가 없어지면 암이 된다는 생각이다.

제동기 역할을 하는 암 억제유전자가 손상되면 왜 암화하는 것일까? 이들 유전자는 세포내의 전사(轉寫)조절이나 DNA복구에 관계하거나, 세포주기나 세포분열 전사조절에 관계하는 등 여러 가지 작용을 한다는 것이 밝혀져 있으나, 이들 기능이 없어져 세포가 암화해 버린다.

암 억제유전자의 돌연변이

암 억제유전자의 기능이 돌연변이로 이상하게 되는 것은 어떤 것인지 좀더 자세히 살펴보자. 단 한 번의 돌연변이로도 제동기는 간단히 파괴되어 세포는 암화하는 것일까? 아직 전모가 잘 밝혀진 것은 아니지만, 적어도 한 번의 돌연변이만으로 제동기가 깨져서, 암화되는 일은 없는 것 같다.

망막아종(망막아 세포종)이 설명하기 좋은 예인데, 인간에게는 46개의 염색체가 있으며, 염색체는 아버지와 어머니에게서 각각 물려 받아 한 쌍으로 이루어지는데, 이 쌍방에 있는 RB유전자(13번 염색체의 q14 부위, 13 q14라고 표기)의 쌍방에 돌연변이가 합계 2회 일어나지 않으면 망막아종에는 걸리지 않는다. 2회 돌연변이가 특정 상대 부위에 겹치는 경우는 아주 드물다.

망막아종에는 유전성인 것이 있다. 유전성은 선천적으로 한쪽의 RB유전자에 이미 돌연변이가 일어나 있음을 뜻하는 것으로, 이처럼 2회의 돌연변이가 일어나 암이 되는 것은 망막아종 이외에 신경아종, 윌름스종양 (Wilms' tumor) 등의 소아 암에서도 볼 수 있다.

대장암에 대해 살펴보면, 가족성 선종증성 대장암이라는 드문 유형의 유전성 대장암이 있으나, 이는 특정 부위에 몇 차례의 돌연변이가 일어나지 않으면 발생하지 않는다. 전암병변이라는 폴립(선종)을 형성하는 데 5번째 염색체의 q21 부위(5 q21)의 APC유전자에 2회의 돌연변이가 필요하며, 이것이 암이 되기 위해서는 그 이외의 유전자에 추가로 5~6회의 돌연변이가 일어나야 한다고 알려졌다.

신기하게도 1, 2회 돌연변이를 일으키면 세포의 유전자집단은 전체적으로 불안정한 상태가 되어, 3회 이후의 돌연변이는 비교적 일어나기 쉬워진다는 것이 사실이다. '유전자 불안정성' 이라고 일컬어지나, 최근 이와 같은 상황을 막고 안정성을 유지하는 작용을 하는 새로운 유전자집단이 발견되고 있다. 어쨌든 시간이 지날수록 유전자의 변화는 특정 부위에 국한되지 않고, 여러 염색체의 여러 부위에서 발생하게 되어 차차로 눈에 띄는 '암 다운 암' 세포가 형성된다.

유전자의 돌연변이가 암과 연결된다고 해 버리면 일은 간단하나, 많은 발암물질이 돌연변이원성물질인 것은 1960년대부터 일본 국립암센터 명예총장인 스기무라(杉村隆) 박사를 위시한 일본 암 연구자들의 오랜 기간에 걸친 노력에 의해 규명된 부분이 많고, 이 분야에서 암 연구의 진보에 기여한 바가 매우 컸다.

'암 예방' 을 위해서는 이 돌연변이가 일어나지 않도록 해야 한다. 돌연변이가 일어나지 않도록 돌연변이원성물질(이중 상당수가 발암물질)을 우리들의 주변 환경에서 제거하는 것이 암 예방에서 가장 중요한 것이다. 그러나 현실 문제로서 이러한 방법에는 한계가 있다.

그렇다면 돌연변이가 일어났다고 해도 그 부분을 어떻게 잘 복원할 수는 없는 것일까? 상처받은 암 억제유전자를 인공적으로 정확하게 복원해 준다거나 새로운 유전자를 도입하여 암의 제동기 역할을 교체할 수 없는 것일까. 만일 이것이 가능하다면 적어도 이론적으로는 암화의 저지, 또는 암의 예방이 가능하게 된다. 이는 유전자 치료는 되지 못하나 '유전자 예방'이라고 해도 좋을 것이다. 젊은 연구자의 암 예방을 향한 꿈은 끊임없이 계속된다.

❸ 암의 시대변천

질병의 성쇠

암 이외의 많은 질병은 시대에 따른 발생과 소멸이 심하다. 결핵이 감소하고 암이 증가했다거나 매독이 사라진 반면 에이즈가 새로 출현했다거나, 최근 수십 년 동안 질병 구조는 커다란 변화를 보였다. 여성 패션의 유행과도 유사하며, 권력의 흥망성쇠와도 비교할 수 있다.

1979년부터 1993년의 14년간 미국의 질병이 어떻게 변해 왔는가.

그 증감을 연령구성별로 살펴본 기록이 있다. 일본과도 유사하다고 할 수 있는데, 미국에서 눈에 띄는 것은 최근 14년간 심장질환은 27.2% 감소하고, 뇌혈관장해(약칭 CVA)는 36.3% 감소했다는 점이다. 양쪽 모두 놀랄 만한 감소이다.

반대로 증가한 질병도 있다. 만성폐쇄성 폐질환(약칭 COPD : 폐기종, 만성기관지 등)은 46.4% 증가했다. 폐렴은 20.5%, 당뇨병도 26.5% 증가했다.

생활습관 개선이나 의료대책의 진보로 줄어드는 질병이 있으면 반대로 증가하는 병도 있어, 시대와 더불어 그 변화가 심하다.

그런데, 신기하게도 암에 의한 사망수는 증가하고 있으나 연령대비 사망률(연령구성으로 보정한 사망률)을 보면 불과 1.4%의 증가에 그치고, 이 14년간 커다란 변화는 없었다. 이 경향은 미국 · 일본 등 대부분이 같고, 일본에서도 여성의 암이 미약하나마 감소하고 있으나, 남성의 암은 약간 증가해, 남녀 합치면 최근 십여 년 동안 두드러진 증감은 없었다. 이렇게 일본과 미국에 공통된 '암에서는 변화가 없는' 현상은, 같은 성인병인 심장질환, 뇌혈관장해가 대폭 감소하거나 호흡기질환이나 당뇨병이 증가하는 것과 비교하여 매우 대조적이다. 암은 좀 특별한 경우다.

그런데 1990년 이후에 드디어 미국에서 암의 '이환율(일정한 기간 내의 평균 인구에 대한 질병 발생건수의 비율)' 감소를 볼 수 있게 되었다. 이것은 놀랄 만한 일이다. 암 이환율이 감소한다는 것은 암 사망률이 보다 더 감소할 수 있음을 기대할 수 있다는 것이다. 이는 금연이나 그 밖의 생활개선의 성과가 이제 겨우 나타나기 시작했기 때문이다. 이러한 이환율의 감소 경향이 앞으로도 계속될지 여부는 오랜 경위를 지켜보지 않으면 안되나, 지금 당면한 현상은 암 연구가 시작된 이래의 역사적인 쾌거로 기뻐해도 좋을 것이다. 그러나 일본에서는 암 이환율이 아직 감소되지 않았다.

 암 예방법

'암 예방'을 위해서는 세포의 돌연변이를 막는 것이 가장 중요하다. 세포의 돌연변이가 일어나지 않도록 하기 위해서는 돌연변이원성물질(이중 상당수는 발암물질)을 주변환경에서 제거해야 한다.

시간의 흐름과 암—과거, 현재, 미래의 암

암 그 자체는 과거에 비해 많이 변했다. 그 하나는 암이 발생하는 부위 (신체장기)의 변화이다. 일본에서는 과거에 압도적으로 많았던 위암이 적어지고, 반대로 이전에는 매우 드물었던 폐암이 늘어나고 있다. 자궁암이 줄고 대장암이 늘어나고 있다. 이와 같이 시대에 따라 암이 발생하는 장기가 바뀌는 것은 생활환경의 변화에 따른 시대적 유행과 같은 것으로 암에도 유행이 있다고 할 수 있다. 이와 같은 움직임을 아는 것은 암 예방의 구체적 방법을 강구하는 데 중요하다.

암에 의한 사망연령도 달라지고 있다. 암으로 죽는 사람의 평균연령은 과거에 비해 두드러지게 높아졌다. 동일한 암으로 죽는다고 해도 보다 나이를 먹고 죽는다. 반대로 젊은 사람의 암 사망은 서서히 감소하고 있다.

'암 그 자체'가 변한 것일까. 적어도 눈에 보이는 암의 크기라든가 모양이 변하였다는 것은 분명하게 말할 수 있다. 과거에는 상복부에 손으로 투둘투둘하게 만질 수 있는 위암을 잘 볼 수 있었다. 우리 몸 속에서 볼 만하게 잘 성장한 '자연암' (실제로는 손을 쓸 수 없는 진행성 암)이 많았던 것이다. 최근은 이러한 자연 암을 볼 수 있는 기회는 적어졌다. 충분히 커지기 전에 아직 작을 때 절제되거나, 또는 커진 암이라고 해도 여러 가지 치료가 가해진 뒤인 '학대 받는 암'이 많아졌기 때문이다.

어느 정도 자라서 수술로 전부 제거되지 못한 암은 마지막에는 방사선, 화학요법으로 처리되어 버린다. 그렇게 되면 살아남고자 하는 암 세포는 정상조직 속이나 반흔조직(瘢痕組織 : 상처나 부스럼 따위가 나은 자국이 있는 조직) 속에 파고 들어가 증식하여 암은 암으로서의 덩어리를 만들지 않게 된다. 그리고 어디까지가 암인지 육안으로 보아서는 알 수 없게 되어 버린다. 그와 같은 암이 많아지고 있다.

최근의 암의 특징은 옛날과 같이 치료도 받지 않고 무럭무럭 자란 '자연암', 또는 '암다운 암' 이 적어져 '자연적 암이 아닌 암' 이라든지 '암답지 않은 암' 이 많아졌다는 것이다.

암은 앞으로도 더욱 많이 변해 갈까? 지금까지 그다지 볼 수 없었던 암, 또는 뜻밖의 장기암이 증가될 가능성은 있다. 그와 같은 증거 중 하나가 췌장암이나 전립선암의 증가이다.

발생하는 암 그 자체도 소아 암 등 유전과 관계가 있는 암이나 특수 환경에 따른 암(예를 들면 담배골초의 암)은 지금까지와 그다지 달라지지 않겠지만 이들 암을 제외하면 지금보다는 더 고령이 된 후 '조용한 암' 을 많이 볼 수 있게 될 것이다. 장수를 누린 후의 자연사에 가까운 암이다.

이렇게 되면 암에 의한 죽음도 처참한 것이 아니라, 거목이 조용히 쓰러지듯 죽는 자연사의 이미지이다. 이 경우 암은 더 이상 공격적인 치료의 대상이 되지 않는다.

이러한 암을 최근 '천수암(天壽癌)' 이라고 부른다. 이 말은 언젠가 회의 후 집으로 돌아가는 차 안에서 일본암연구소 소장인 기타가와(北川知行) 박사와 일본 국립암센터의 명예총장인 스기무라 박사, 동 연구소 소장인 데라다(寺田雅昭) 박사, 세 사람이 초고령자의 암 증례를 어떻게 생각하고 어떻게 대응해야 할 것인가를 이야기하는 도중에 생겨난 이름이라고 한다. 그들은 천수암의 영역을 어떻게 규정하면 좋은가, 처음에는

 암에도 유행이 있다

• 시대에 따라 암이 발생하는 장기가 바뀌는 것은 생활환경의 변화에 따른 시대적 유행과 같은 것으로 암에도 유행이 있다고 할 수 있다.
• 장수를 누린 후의 자연사에 가까운 암을 '천수암(Denju 암) 이라고 부른다.

natural end cancer라고 했다고 한다. 그러나 천수암의 이미지가 어떻게 해도 잘 느껴지지 않았다. 애당초 천수에 상당하는 영어가 없는 것이다. 어떻든 천수암(영어 표기로도 Denju 암이라고 함)은 천수를 다한 후의 암이 므로 이와 같은 암은 미워할 대상이 아니고 오히려 바람직한 암 중 하나일 것이다.

II. 암 예방 어떻게 할까?

곤도 씨는 "암 검진-백 가지 해는 있어도 한 가지 이익도 없다"라는 한 마디로 대단한 논란을 불러 일으켜 암에 대한 대중의 관심을 환기한 점에서는 공적이 있지만 그 커다란 반향만큼이나, 암의 예방에는 결정적인 오해를 불러왔다.

곤도 씨는 암에는 작은 상태에서부터 전이하는 '진성 암'과 아무리 지나도 나빠지지 않는 '유사 암' 두 가지로 나눌 수 있다고 한다. '진성 암'은 손을 대더라도 소용이 없고 '유사 암'은 방치해도 괜찮다고 한다. 그런 논리에서 곤도 씨는 암이 발견되면 수술하는 것도 화학요법을 하는 것도 의미가 없다고 했다.

그러나 곤도 씨가 말하는 암은 암 전체의 20% 정도일 뿐, 나머지 80%의 암은 시간이 지남에 따라 점차 나빠지는 '보통 암'이다. 따라서 대부분의 암은 조기에 발견하여 치료하는 것이 의미가 있다.

II. 암 예방 어떻게 할까

II. 암 예방 어떻게 할까

암에 걸리지 않기 위한 방법은?(1차 예방)
암의 조기 발견이란?(2차 예방)

1 암의 예방연구

앞으로의 예방연구—인간에게 유용한 방향을 추구하며

암 연구에는 세포 암화의 본질을 규명하기 위한 '기초의학' 과, 또한 암 환자의 진단과 치료를 위한 '임상의학' 두 분야가 있다. 그런데 또 하나 암에 대해서는 '예방의학' 의 관점에서 실학적인 접근방법이 있으니,

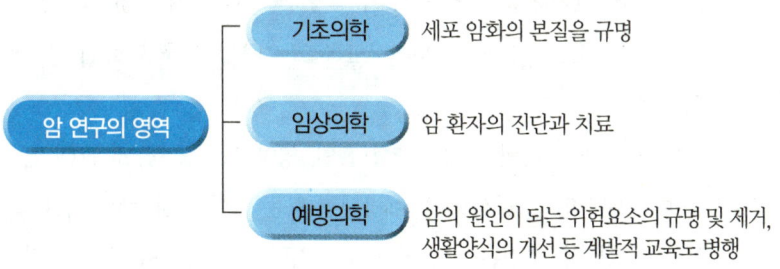

암 연구의 영역	기초의학	세포 암화의 본질을 규명
	임상의학	암 환자의 진단과 치료
	예방의학	암의 원인이 되는 위험요소의 규명 및 제거, 생활양식의 개선 등 계발적 교육도 병행

이상의 3가지 기본 분야를 정리하여 총괄적인 '암 대책'이 성립한다. 그러나 안타까운 것은 이러한 사실 자체가 의외로 알려지지 않았다는 점이다.

암의 예방의학이 중요한 까닭은 다음과 같은 사실 때문이다. 최근 쉽게 들 수 있는 예로, 생활습관 질환인 심근경색이나 뇌혈관장해에 의한 사망이 줄어든 것은 의학의 연구성과 덕분이지만 일반 국민에게 혈압, 콜레스테롤, 염분에 관한 것 등 우리 주변의 생활환경을 개선하도록 했기 때문이다. "예방을 능가하는 치료는 없다"라는 격언은 살아 있는 것이다.

결핵도 마찬가지 경우이다. 결핵이 유행하자 그에 대한 연구도 괄목할 만큼 진보했고, 스트렙토마이신(streptomycin)이라는 특효약도 만들어졌지만, 결핵이라는 병이 줄어든 가장 큰 이유는 음식 등 생활환경이 윤택해져 결핵의 새로운 증상이 나타나는 예가 적어졌기 때문은 아닐까.

이제부터 암을 공중위생의 목표로서 예방의학에 눈을 돌릴 필요가 있다는 것은 명백하다. 적어도 암의 연구자가 암의 본질 규명에 바쁜 것만으로는 충분하지 않고, 암의 임상 관계자도 일상의 진료에만 바빠서는 충분하지 않다. 암의 연구자도 임상 관계자도 모두가 암 예방에 관심을 가질 필요가 있다.

그렇다면 앞으로 암 연구는 어떻게 하면 좋을지, 그 단초를 어디서 얻어야 할지, 몇 가지 방향과 기대를 설명해 보자.

① 암화 기전의 해명과 함께 암의 원인이 된다고 생각되는 위험요인을 판정하여, 그것을 환경 속에서 될 수 있는 대로 제거할 것. 제거할 수 없다면 적어도 발암성이 없어지도록 그 자체를 바꿈으로써 발암의 위험성을 줄일 것.

② 암의 예방에 관계되는 생활양식(흡연, 영양, 감염증 등)에 관해 연구하여 대대적인 개입시험(암 예방시험 또는 역학적 임상시험이라고도 함)을 권할 것. 이것은 상당한 작업이지만 학문적으로 충분한 기반

을 근거로 전향적으로 진행시켜 나갈 것.

③ 암의 화학예방이다. 이는 전암병변의 치료라고도 할 수 있을 것이다. 몇 가지 유망한 예방약도 실용화되기 시작했으나, 앞으로도 그와 같은 연구를 계속 해야 한다. 예방효과 판정을 위해 암화 과정의 생물지표들(biomarker)의 연구도 할 것.

④ 생체의 방어기구를 포함하여, 암에 걸리기 쉬운 유전소인(감수성)을 예지하는 연구를 수행한다. 특히 특정한 발암성 환경요인에 대한 유전적 위험도를 개인적으로 확인할 수 있도록 할 것.

⑤ 암의 예방과 관계된 전문가를 양성하여, 연구의 추진뿐만 아니라 임상의사, 의료 관계자, 학생, 일반인에 대한 계발(啓發)적 교육도 실천한다.

이와 같은 암의 예방의학에 관한 연구는 이미 일본암학회의 주요 주제(theme)가 되었으나, 학문지상주의에만 사로잡히지 않고 좀더 연구의 목적의식을 가진 실용적 학문으로의 접근방법도 필요하다.

암의 해결―목표를 어디에 둘까?

암의 국민적 과제라고 해도 좋을 것이다. 그러나, 여기서 마음에 걸리는 것은 '해결'이 무엇을 의미하여, 무엇을 목표로 하고 있는가 하는 것이다. 많은 사람은 암을 이 세상에서 없기를 바라고, '암 박멸' 또는 '암 제압'이라는 표현을 사용한다. 과거의 페스트, 콜레라 같은 전염병처럼, 이 세상에서 암을 깨끗이 없애 버리고 싶다는 바람이 담겨 있다.

암을 이 세상에서 근절하고 싶은 의지는 매우 바람직하다. 그러나, 의지만으로는 그다지 의미가 없다. 중요한 것은 정말로 암을 이 세상에서 없애는 것이 미래에 가능한가를 냉정히 생각하는 데서부터 시작하지 않으면 안 된다.

암은 없앨 수 있을까. 그것을 생각하기 전에 우선 현실을 직시하자.

매우 기이하게 들릴지 모르나, 암은 지금 이미 해결되고 있다고 생각한다.

과거를 생각하여 보자. 암은 불치의 병이었다. 암 환자가 거의 100% 사망했다는 것은 생존율이 0%에 가까웠다는 것을 의미한다. 암에 걸려 나은 생존자는 기적이라고 불렸다. 지금은 어떤가. 이미 암 환자의 반수 이상이 5년 이상 생존이 가능하게 되었다. 이 40~50%의 진보가 얼마나 큰가를 알 수 있다. 이로써 암은 해결되기 시작했다거나 일부의 암은 해결되었다고 생각해도 좋다.

그렇다면 장래에는 어떻게 될까. 많은 사람들은 암 해결의 최종 목표를 도저히 도달할 수 없을 것 같은 너무나도 먼 곳에 두고 있다. 즉 '암 박멸'을 꿈꾸고 있다. 목표가 멀면 그곳에 도달할 날을 손꼽아 기다리며 멀게 느끼는 것이 당연하다. 그러나 솔직히 말해 멀고먼 저편의 '암 박멸'이라는 최종 목표에 도달하는 날은 있을 것인가. 그것은 불가능하다고밖에 대답할 수 없는 것이다. 그와 같은 기대는 오히려 '환상'이다. 환상을 계속 갖는 것은 사물의 본질을 보지 못하기 쉽다. 환상을 버리고, 좀더 실현 가능한 목표를 재고해 볼 필요가 있다.

그렇다면 암 해결의 목표, 최종 도달지점을 어디에 두면 좋은가. 최종 목표는 지금의 5년 생존율(일본 국립암센터의 통계에서 대량 55%)을 75% 정도로 높이는 것이다. 실제로 70세까지 여성의 암 이환율은 거의 불변이지만, 사망률(연령조정별)은 지난 40~50년간 조금씩 낮아졌다(생존율이 상승해 왔다)([그림 2-1], [그림 2-2]). 물론 5년 생존율을 50%에서 75% 이상, 더 나아가 100%에 가깝게 할 수 있으면 그보다 좋은 것은 없겠지만, 인간은 결국 찾아오는 늙음과 죽음의 운명을 생각하고, 증상 발현의 시기와 검진율의 한계를 고려하면 도달할 수 있는 5년 생존율 100%(치사율 0%)의 바람은 실현 가능한 것이라고는 도저히 생각되지 않는다. 적어도 생존율

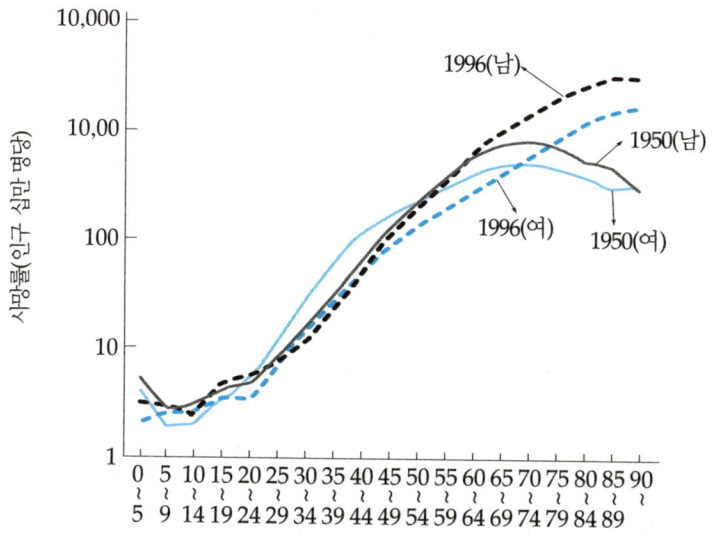

[그림 2-1] 일본의 연령별 암 사망률
(1950년과 1996년의 비교)

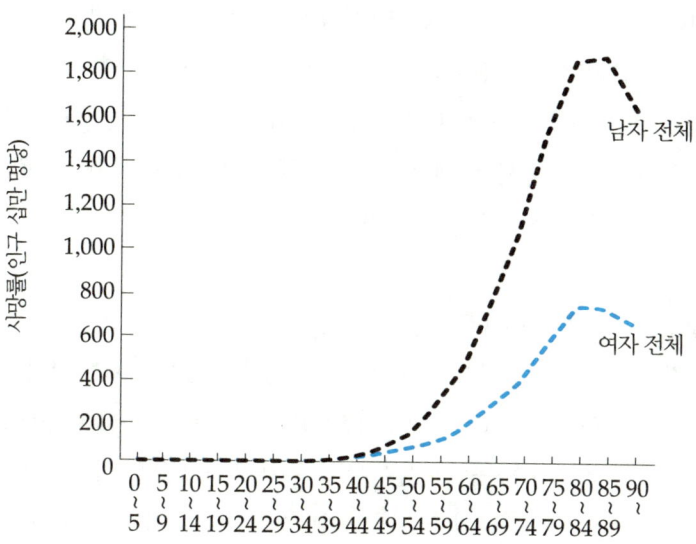

[그림 2-2] 한국의 연령별 암 사망률

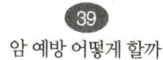

'75%'(치사율 25%)가 현실적인 최종 목표는 아닌가 하는 점이다.

암의 해결에는 또 하나 커다란 목표가 있다. 그것은 모두 암의 치사율(또는 생존율)을 염려하지만, 암은 이환연령이나 사망연령이 보다 더 중요하다는 점이다. 구체적으로 말하면 왕성한 활동기인 성인기의 암(소아 암은 물론)의 이환을 조금이라도 줄이고, 암 사망 연령의 정점을 가능한 한 고연령으로 늦추는 것이다. 가령 암이 완치되었다고 해도 인간은 다른 병이나 노쇠에 의해 결국에는 치사율 100%(생존율 0%)가 되기 때문에 암의 사망만을 염려하고 있으면 해결의 실마리를 찾을 수는 없다. 암이 유일한 병은 아니기 때문이다.

그래서 90세, 100세까지 원기왕성하게 살고 그 뒤에 고통받지 않고 편하게 자연사할 수 있다면, 극단적으로 말해 그때의 사망원인이 암이고, 더욱이 치사율 100%(생존율 0%)라고 해도 무방하다. 암의 이환연령과 사망연령을 다소라도 늘릴 수 있으면 되는 것이다.

이러한 점에서 암 해결의 목표도 사망률의 감소에만 좌우되지 않고, 오히려 이환율의 감소로 본다든지, 나아가 이환연령·사망연령의 연장에서 보는 편이 나을 것이다. 따라서 앞으로 암 연구의 목표를 구체화할 필요가 있다. 다시 말해서 암 해결의 최종 목표는 멀리 있는 꿈이 아니라, 보다 현실적인 것에 두어야 한다는 것이다.

발암물질은 어떻게 만들어질까?

인간에게 암을 일으키게 하는 것은 발암성 화학물질 이외에 방사선 등에 의한 물리작용, 바이러스 등에 의한 생물작용 등 수없이 많다. 이 중 암의 원인으로서 가장 가능성이 높은 것은 누가 뭐라고 해도 화학물질이며, 이는 주로 식품을 매개하거나 흡연을 하면서 입으로 체내에 유입된다.

화학물질은 체내에서 어떻게 암을 일으키는가. 이는 암 예방을 고려할 때 매우 중요하다.

발암성 화학물질은 그 자체로 발암성을 보이는 것은 적다. 상당수는 체내에 들어와 장에서 분해-흡수되어 간에서 대사될 때 활성화된 후 근접 발암물질이 되고, 나아가 '궁극발암물질'이 된다. 이렇게 되어 처음으로 세포의 DNA와 결합하여 유전자를 손상시킨다. 예를 들면 벤조피렌(benzopyrene)이라는 발암성 화학물질에 의한 폐암에서도 이것이 직접 유전자를 손상시키는 것이 아니고, 그 대사산물인 벤조피렌-디올-에폭시드(benzopyrene-diol-epoxide)라는 궁극발암물질이 만들어져, 이것이 유전자에 손상을 입힌다.

단, 이와 같이 궁극발암물질이 직접 유전자를 손상시켜 암을 일으키는 경우도 확실하나 보다 많은 암화의 원인은 발암 과정에 따른 만성염증에서 만들어지는 활성산소(반응성이 강한 산소 고유의 분자 : 이 속에 수퍼옥시드⟨superoxide⟩, 하이드록시 라디칼⟨hydroxy radical⟩, 과산화수소, 일중항⟨一重項⟩산소가 있다)가 유전자를 손상시킬 수도 있다는 의외의 새 관점도 나오고 있다. 또는 만성염증이 시토킨(cytokine : 세포가 분비하는 화학물질)을 생성시키고 이것이 세포의 정보전달계에 이상을 일으켜, 유전자 발현의 이상을 거쳐 암화를 촉진한다고도 생각된다.

그런데, 발암물질이 체내에서 만들어지는 경우도 있다. 식품에 있는 아초산(염)(변색방지제로 쓰인 적이 있으며, 절임류에도 함유된다)과 2급아민(통조림의 어육 등에 포함된다) 등이 위의 산성 조건에서 함께 놓이면, 니트로소아민(Nitrosoamine)이라는 발암물질이 만들어지는 것은 유명한 이야기이다. 그 밖에 대량으로 섭취된 지방을 대사하기 위해서 담즙이 과잉으로 만들어지는데, 이것이 발암성을 띠는 경우도 있다. 앞서 서술한 발암 과정에 따른 염증 세포로부터 만들어지는 활성산소도 체내에서 만들어지는 물질이다. 어느것이나 "아니 땐 굴뚝에서 연기가 나랴" 같은 이야기이다.

암 예방의 길을 생각하면 가능한 한 발암물질을 체내에 들여놓지 않는 것이 최선의 대책이다. 발암물질이 체내에 들어왔다고 해도, 이것이 대사되어 활성화되지 않도록 하면 된다. 즉 궁극발암물질이 만들어진 경우라도, 이것이 세포의 DNA와 결합하지 않도록, 또한 결합하더라도 그 결합이 즉시 풀어지게 하면 좋다. 간단히 풀어지지 않게 결합하였다고 해도, 이것이 세포의 DNA에 작용하여 유전자에 상처를 주지 않게 하면 발암을 막을 수 있을 것이다. 또한 종종 동시에 일어나는 염증을 억제하여 활성산소를 내지 않게 하든지, 나온 활성산소를 제거하면 된다. 만성염증을 완전히 억제하면 암은 상당히 억제될 것이다.

최악의 경우, 이들의 시도가 잘 되지 않고 유전자에 상처가 나 암화되었다고 해도, 이것이 암 세포로서 증식할 수 없도록 하면 된다. 구체적인 대책과는 별개로, 적어도 이론적으로는 그렇다.

발암물질의 위험성과 안전성

발암물질의 생체에 대한 위험성이나 안전성에 대해서는 절대적인 기준이 없다. 어떤 화학물질이 어떤 사람에게 강한 발암성이 있다고 해도, 이것이 모든 사람에게 해당하는 것은 아니며, 또한 어떤 물질이 대부분의 사람에게 안전하다고 해도 모든 사람에게 안전하다는 보증도 없다. 그 물질이 어떤 방법으로 신체의 어느 부분에 어떻게 들어왔는지와도 관계되고, 기본적으로는 화학물질에 대한 대사활성능력에 개체별 차이가 있기 때문이다. 흡연의 해로움도 담배의 발암물질을 궁극적인 발암물질로 이끄는 대사활성능력에는 개인차가 있어, 발암성이 어떤 사람에게는 있어도 어떤 사람에게는 없기도 한다.

그렇지만 나쁜 것은 역시 나쁘기 때문에 발암성의 대략적인 비교는 할

암(癌)! 예방이 최선이다

수 있다. 마우(Maues) 박사가 발암성 비교한 보고가 그 일례이다. 반수(半數)의 동물에게 암을 일으키는 화학물질을 양에 따라 구분하면 아플라톡신(aflatoxin) Bl과 같이 극소량으로 암을 일으키는 것으로부터 사카린과 같이 상당량을 주지 않으면 암을 일으키지 않는 것까지 다양하다. 그 차이는 1,000만 배에 이르는데, 전부 일률적으로 '발암성이 있다' 라고 말하면 대단한 오해를 낳게 된다. 발암성이 있는 물질에도 이렇게 큰 차이가 있다는 것을 알아둘 필요가 있다. 더구나 발암성이나 안전성은 그 물질의 대사에 관계되는 생체의 유전적인 배경에 따라 변한다. 따라서 마우 박사의 비교도 일단 참고에 지나지 않는다고 이해해야 할 것이다.

❷ 암의 1차 예방

생활습관병이란—명칭을 바꾼 의도는 무엇일까

일본에서는 '생활습관병' 이라는 익숙하지 않은 말이 등장했다. 이 명칭은 1996년 공중위생심의회의 답신을 받아 후생성이 그때까지의 '성인병' 이라는 명칭을 바꾼 것으로, 일상의 생활습관과 깊이 관련하여 증상을 일으키는 질병을 총칭한 것이다. 영국에서도 생활습관병이라고 하지만, 독일에서는 문명병, 스웨덴에서는 부자병이라는 의미의 말을 사용하고 있다. 미국에서는 단지 만성병이라고 부르고 있다.

생활습관병에 포함되는 질병에는 심근경색, 뇌혈관장해, 악성신생물(암)의 3대 질환 외에 대사질환(인슐린 비의존형 당뇨병, 비만, 고지혈증, 고요산혈증), 잇몸질환, 알코올성 간질환 등이 있으며, 어느것이나 생활습관과 깊이 관계가 있으며, 또한 성인이 되어 증세가 나타나기 쉽다.

명칭이 단지 '성인병'에서 '생활습관병'으로 바뀌었다는 것만으로는 그다지 의미가 없으나, 행정 당국이 명칭을 변경한 이유는 다음과 같다.

지금까지의 성인병 대책은 질병을 어떻게 조기에 찾아내어 빨리 치료할까, 즉 그 목적은 조기발견·조기치료의 '2차 예방'에 있었다. 그러나 이것만으로는 부족하다. 건강할 때부터 질병(생활습관병)에 걸리지 않도록 하지 않으면 안 된다는 1차 예방에 새로운 관심과 기대가 일어났기 때문이다. 더구나 지금처럼 예방보다는 사후 대책을 중심으로 한다면, 고령자가 증가하기 때문에 국민의 의료비는 크게 팽창하여 상황이 심각해진다는 위기감이 있다.

옛날부터 1차 예방이 중요하다고 하면서도, 여간해서 평가되지도 실행되지도 않았는데 왜 1차 예방에 관심과 기대가 생겨난 것일까?

1차 예방이 높이 평가받는 이유 중 하나는 UCLA의 프레슬로(L. Preslow)박사의 연구였다. 프레슬로 박사는 7,000명의 지역 주민을 대상으로 생활습관 중 일곱 개의 인자(흡연, 음주, 수면, 운동, 체중, 아침식사, 간식)를 지표로 1965년부터 8년간에 걸쳐 생활습관과 질환의 발증관계를 세밀하게 조사했다.

그 결과 심장질환과 신체활동(운동)의 관계 등, 질병과 생활습관의 밀접한 관련성을 여러 가지로 알게 되었다. 이론만을 말하는 것이 아니라, 원인이 밝혀지면 바로 실행하는 것이 과연 미국인다운 점인데, 이러한 조사결과로부터 미국 정부 등이 즉각 'healthy people 2000'이라고 이름 붙이고 미국 전체에 대대적인운동을 전개했다. 담배에 대한 엄격한 규제뿐만 아니라, 혈압, 혈액 중 콜레스테롤 측정의 권장 등을 행한 것이다.

그 성과로써 미국의 순환기질환(심장·뇌)은 현저히 감소되었다. 단순히 건강 정책의 성공뿐만이 아니라, 이러한 일의 진행 방법이 지금의 미국이 번영하는 데 원점이 되었다고 해도 과언이 아니다. 부러울 뿐이다.

다행스럽게도 일본에서도 뒤늦게나마 후생성이 '건강일본 21'을 계획하고 있다. 이것은 2010년을 목표로 치매, 일어나지 못하는 노인의 감소나 생활의 질 향상을 꾀하고, 더욱더 국민이 건강하게 생활할 수 있는 기간 (건강수명)의 연장을 목표로 하는 건강 조성을 위한 정책으로서, 그 목적은 생활습관병의 1차 예방으로 연결된다.

이번의 성인병에서 생활습관병으로의 명칭 변경은 일본 건강 정책이 2차 예방에서 1차 예방으로 방향 전환을 뜻한 것이라고 할 수 있다. 대단히 큰 의미가 있었다.

미국에서는 순환기질환으로 성공한 생활습관병 대책의 이념이나 방법론을 암에도 적용시켜 나아가자고 하는 움직임이 이미 시작되었고, 그 성과가 나타나기 시작했다. 앞에서도 서술한 바와 같이 생활습관의 개선으로 암의 이환율은 실제로 감소하고 있다. 이것은 암의 예방에 우리들의 손길이 충분히 미친다는 것을 보여 준다.

암의 예방과 순환기질환의 예방

성인병(한국의 경우 생활습관병을 성인병이라고 부르기 때문에 앞으로는 성인병이라고 명칭하겠다 - 역자주)의 예방은 암만을 따로 생각하는 것이 아니고, 암에 심근경색이나 뇌혈관장해를 더한 세 가지 대표적인 성인병을 종합하여 생각하는 편이 좋다.

다행스럽게도 주된 성인병의 예방인자는 서로 공통적인 것이 많다. 그러므로 암 예방의 노력은 동시에 심근경색, 뇌혈관장해의 예방에도 어느 정도 효과가 있다고 기대해도 좋다. 동시에 심장·뇌혈관장해의 예방은 암의 예방도 어느 정도 기대해도 좋을 것이다. 암의 예방은 암뿐 아니라, 심장·뇌혈관장해를 포함한 성인병 전체의 예방을 고려하는 데 매우 귀중하다.

생활환경의 개선으로 최근 순환기 계통의 질환이 줄고 있으므로, 그렇다면 당연히 암도 공통의 예방 인자를 갖는 것이므로 감소할 것이다. 그럼에도 불구하고 일본에서 암만은 여간해서 줄지 않는 것은 도대체 무엇 때문일까? 이런 의문이 당연히 뒤따른다.

이 차이는 몇 가지로 설명할 수 있다. 우선, 암의 위험인자로서는 심장·뇌혈관장해의 원인이 되는 흡연, 지방, 식염 이외에, 암에만 있는 미지의 결정적인 원인인자(외부 인자뿐만 아니라 내부 인자도 포함하여)가 수없이 많이 숨겨져 있다는 견해이다. 그러므로 이 미지의 인자를 제거하지 않는 한 암은 줄어들지 않는데, 미지의 결정적 인자란 무엇일까, 그 점에서 볼 때 현 시점에서는 아직 특정한 것은 없다.

또 하나의 가능성도 생각할 수 있다. 세 가지 성인병의 생활개선에 의한 효과(위해 인자가 거의 같다고 할 경우)가 심장·뇌혈관장해에는 민감히 반응하였지만, 암에는 둔하여, 그 효과 발생이 늦어서 이제부터 나오는 것은 아닐까라는 기대도 있다. 즉 생활개선에 대한 생체의 감도 차이가 있어서, 그 효과가 순환기 계통에서는 빨리 나왔지만, 암에서는 아직 없기 때문에 '이제부터'라는 시차가 있는지도 모른다.

실제로 미국의 암 이환율은 1990년 이후에 감소하기 시작했다. 따라서 일본에서도 생활습관의 개선에 의한 예방효과는 암을 포함한 세 가지의 대표적인 성인병에 어느것이나 같은 정도로 기대할 수 있다. 다만 그것을 위하여 일본의 생활개선, 특히 흡연율의 감소는 보다 적극적으로 추진하지 않으면 안 된다.

생활습관의 개선을 통한 암 예방— 암예방의 어려움은 무엇일까?
그렇다고 해도 생활습관의 개선에 의한 암의 1차 예방은 순환기질환의 예방에서 성공한 경우와 같이 반드시 원활하게는 이루어지지 않을지 모른다. 그 이유를 생각해 보자.

우선 의학적인 이유로서, 순환기질환이 흡연, 고혈압, 콜레스테롤이라는 비교적 한정된 지표를 써서 예방해 온 데 비해, 암은 예방을 위해 흡연 이외에 무엇을 규제하면 되는지, 생활상의 규제 대상을 여간해서 찾을 수 없다는 점을 들 수 있다. 이것은 암의 원인이 담배 외에도 너무나 복잡하고 다채롭기 때문이다.

그리고 그것이 암의 예방효과가 있었는지 평가하기도 어렵다. 혈압이나 콜레스테롤 수치를 재는 것과는 다르다. 종양 표식인자(marker)도 있지만, 이것은 암이 눈에 보일 만큼 커지고 나서 나오는 경우가 많기 때문에, 암 예방효과의 평가에는 쓸 수 없다. 요컨대 예방효과의 유무, 혈압이라든가 콜레스테롤을 대신하여 눈앞에서 명확한 '잣대가 될 기준'(대리 marker라고도 한다)이 없다. 또한 그 효과가 있었다고 해도 그 최종 판정(암 발생의 유무)까지에는 대단히 긴 시간이 걸린다.

생활습관의 개선에 의한 암의 1차 예방이 어려운 것은 의학적인 이유 외에도 다른 요소가 있다. 예를 들면 담배가 해롭다고 하면 미국에서는 히스테리라 할 수 있을 정도로 사회 전체가 열을 올리지만, 일본인은 의외로 냉정하다. 냉정하다기보다 무관심, 또는 우유부단하다라고도 할 수 있다. 이론만 앞설 뿐 결단이나 실행을 하지 않는다. 극단적인 비유를 들자면, 걸프전쟁 때 의논만 하는 동안에 막대한 경비를 지불하여 외국으로부터 비난을 받기도 했다. 또한 뇌사 환자로부터의 장기이식 법안이 만들어져도 실제로는 장기이식이 여간해서 이루어지지 못하는 것과도 유사하다. 일본인 특유의 방관적인 태도도 생활개선에 의한 암 예방을 어렵게 한다.

❸ 암의 화학예방

　생활 개선에 의한 효과를 느긋하게 기대하는 것이 아니라 약을 써서 암을 적극적으로 예방하고자 하는 '화학예방' 에 대한 관심이 높아지고 있다. 화학예방은 본래 1차 예방의 연장선상에 있지만, 특히 암의 발생 가능성이 높은 사람이 그 대상이다.

암의 높은 발생 가능성

　사람들 가운데는 암의 화학예방을 받는 편이 좋은 경우가 있다. 암의 발생 가능성이 높은 사람들이다. 암의 발생 가능성이 높다는 것은 암의 고위험군, 요컨대 암이 되기 쉬운 상황을 말한다.

　여러 가지 위험을 생각 할 수 있지만, 어떤 사람의 생활환경을 살펴보는 것은 암의 발생 가능성을 산출하는 손쉬운 방법이다. 예를 들면 골초인데다가 오랫동안 담배를 피운 사람은 폐암 외에도 여러 가지 암의 발생 가능성이 높다. 여기에 술을 많이 마시면, 암 발생 가능성은 더욱 높아진다. 폐암만 하더라도 그 확률은 골초 100명 중 15명 이상이라고 한다.

　특정 바이러스 보유자도 암의 발생 가능성이 높다. 특히 B형 간염 바이러스(HBV), C형 간염 바이러스(HCV)의 보유자는 간암의 발생 가능성이 높다. 백혈병 바이러스의 하나인

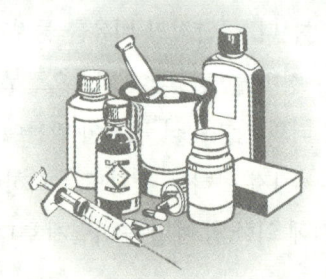

화학예방이란?

약을 써서 암을 적극적으로 예방하려는 방법으로 암 발생 가능성이 높은 사람이 대상이다.

암(癌)! 예방이 최선이다

HTLV에 감염된 사람도 성인 T 세포성 백혈병의 발생 가능성이 높다.

특정 유전자에 이상·변이가 보이는 사람은 암이 되기 위한 준비단계에 있다고 할 수 있다. 예를 들면 RB유전자(염색체상의 위치는 13 q14), APC유전자(5 q22), BRCA1유전자(17 q21)에 이상이 보이는 사람은 각각 망막아종, 대장암, 유방암 등의 발생 가능성이 높고, P53유전자(17 p13·1)에 이상이 보이는 사람은 폐암 외에도 몇몇 장기암의 발생 가능성이 높다. 또한 이들 유전자 이상이 중복해서 나타나는 경우, 예를 들면 RB유전자, 이어서 P53유전자에 이상이 보이는 경우에는 골육종 등의 발생 가능성이 높다.

'전암병변'으로서 임상병리학적으로 알려진 예로부터 밝혀진 것이 있다. 구강 내의 백반증은 구강암의 전암병변이고, 대장의 폴립은 대장암의, 간경변증이나 간선종은 간암의 전암병변이라고 생각된다. 전암병변이란 암의 발생 가능성이라는 개념에서 한층 더 암화에 근접한 병리적인 명칭이다.

한 번 암에 걸렸다가 재발이나 전이도 없이 건강하게 생존하고 있는 사람들도 실은 암의 발생 가능성이 높다. 그 확률은 아직 암을 경험하지 않은 사람의 5배라는 보고도 있다. 특히 '일면 암화'(영어로 field라고 하여, 한 점이 아니라 그 '부위' 전체에서 암이 발생하기 쉽다)라고 하여, 예를 들면 담배, 음주 등 환경인자에 의한 식도암은 일단 그 부위를 수술로 제거한 뒤에도 남은 주변조직으로부터 새로운 암이 차례로 만들어지기 쉽다. 간암도 적출한 뒤, 다시 새로운 2차 원인에 의한 간암이 만들어지기 쉽다. 또한 최초의 암에 대한 화학요법, 방사선요법 등의 치료를 받으면, 그 위험도는 더욱 높아질 수 있다.

다만, 한마디로 암 발생 가능성이 높다고 해도, 매우 막연한 개념이기는 하다. 암이 되는 위험도도 대단히 높은 것으로부터 그다지 높지 않은 것까지 각양각색이다. 암 발생 가능성을 좀더 객관적 수치로 보여 주는 연구자료가 나오는 것이 바람직하다.

그런데 문제의 암 발생 가능성을 없앨 수 있으면, 그 뒤에 이어지는 암화도 예방할 수 있을 것이다. 과연 암 발생 가능성은 없앨 수 있을까?

높은 암 발생 가능성은 없앨 수 있는 것과 없앨 수 없는 것이 있다. 다행히 담배는 전자이다. 골초라고 해도 금연하고 여러 해가 지나면, 위험도는 점차로 낮아지는 것으로 알려져 있다. 금연 10년이면 암의 발생 가능성은 약 30~50 % 줄어든다고 한다.

약을 사용하여 암 발생 가능성을 없애려는 화학예방이 최근 시도되고 있다. 폐암에 대한 각종 비타민, 베타 카로틴 등, 대장 폴립에 대한 스테로이드계 항염증제 그리고 간염 바이러스 보유자에 대한 인터페론 등은 그 일례이다.

간암을 수술로 잘 없앴다고 해도 새로운 간암이 나올 가능성이 높다. 이러한 2차 원발암을 억제하는 데 열린 구조의 레티노이드(Retinoids acid)가 쓰이고 있다. 어쨌든 암 발생 가능성을 빠른 시기에 없앨 수 있으면, 그 후 암이 되지 않으므로 바람직하다.

한편, 가족적, 유전적인 배경 때문에 높은 암 발생 가능성은 물론 유전자를 조작하여 그 발생 가능성을 없앨 수 있으면 좋지만, 이것은 현재의 기술로는 어렵다. 높은 암 발생 가능성을 없앨 수 없다면, 차선의 방법은 정기적인 검진을 받고 최악의 사태를 방지하는 것이다. 암 검진은 원래, 암 발생 가능성이 높은 사람들은 모두 받아야 하는 것이다.

화학예방의 목표

암의 화학예방(chemoprevention)은 화학물질을 쓰는 점에서 화학요법과 같다. 단지 대상인 암이 발생하기까지의 대책을 화학예방이라고 하고,

암(癌)! 예방이 최선이다

암이 발생한 후의 대책을 화학요법이라고 할 뿐이다. 만일 암의 화학예방으로 높은 발생 가능성을 없앨 수 있으면 더 이상 바랄 것이 없으며, 또한 전암병변을 치료(라고 해도 실제는 화학예방)할 수 있고, 암화의 진행을 저지할 수 있으면 다행스러운 일이다.

암의 화학예방약은 광의에는 비타민 C에서 시작되어 비타민 E(불로장수의 약이라고도 불렸다), 카로티노이드(베타 카로틴, 루틴, 리코펜 등 비타민 A의 전구물질)의 항산화비타민 외에 타목시펜(항에스트로겐제) 등이 이미 임상적으로도 쓰이며, 지금 세계에서 약 50종 이상의 새로운 물질이 임상적인 개입시험을 받고 있다.

암의 화학예방이라는 새로운 움직임의 계기가 된 것은 역시 타목시펜이다. 타목시펜은 일찍이 유방암의 치료약으로 쓰이고 있지만, 예방약으로서 인정된 것은 그 사용기간이 길수록(단 5년 한도로) 유방암의 재발·전이를 억제할 뿐만 아니라 동시에 반대쪽 유선에서 발생하기 쉬운 새로운 유방암의 발생을 억제하는 것을 알고 나서부터였다.

이 외에 이미 베타 카로틴은 보스톤의 헤네켄(Huenneken) 박사 등이, 미국 전체의 의료종사자를 대상으로 한 투여실험에 의해 암의 예방효과

 화학예방

- 암이 발생하기까지의 대책을 화학예방이라고 하고, 암이 발생된 후의 대책을 화학요법이라고 한다.
- 화학예방약으로는 비타민 C에서 시작되어 비타민 E, 카로티노이드(베타 카로틴, 루틴 리코펜 등 비타민 A의 전구물질)의 항산화 비타민, 타목시펜(항에스트로겐제) 등이 있으며, 최근 미국 식품의약청에 의해서 암의 예방약으로서 최초로 인가된 **타목시펜**은 세계적으로 암의 화학예방 연구에 커다란 촉진제가 되었다.

가 있다고 보고한 데 이어 레티노이드(비타민 A 화합물), 칼슘, 셀레니움 등의 새로운 예방을 위한 후보 물질이 차례차례로 등장하여, 미국 전체의 주된 시설에서 일제히 검토되어 왔다. 일본에서도 천연화합물, 예를 들면 폴리페놀(녹차, 적포도주) 등의 플라보노이드, 리코펜(토마토의 색소) 등의 카로티노이드에 대한 임상연구가 추진되고 있다.

타목시펜은 최근 미국 식품의약품청(FDA)에 의해서 유방암의 예방약으로 정식으로 인가되었다. 암의 예방약으로 인가된 최초의 것이고, 세계적으로 암의 화학예방 연구에 커다란 촉진제가 되었다.

그런데 화학예방은 이와 같이 모두 장밋빛 전망이 있는 것은 아니고, 어려운 문제를 수없이 안고 있다. 몇 가지 문제를 소개해 보자.

현재, 다양한 화학예방약이 높은 암 발생 가능성 정도에 맞춰서 선별 사용되고 있다(〈표1〉). 화학예방약은 일단 건강한 사람에게 장기간 사용되는 것이 많기 때문에, 암 환자에 대한 화학요법과 달리 부작용은 일절 허용되지 않는다. 그러나, 일반적으로 효력이 약한 것은 부작용이 없는 경우가 많으나, 효력이 뚜렷한 예방약은 어느 정도 부작용을 수반하기 쉽다. 그래서 일반적으로는 허용되지 않는 부작용이라도, 암 발생 가능성이 높고 전암상 병변이 있는 경우에는 어느 정도 부득이하게 허용할 수밖에 없는 경우도 있다. 쓰이는 예방약은 결국 암 발생 가능성의 정도, 암 발생 가능성이 있는 장기 등을 고려한 후에 선별하게 된다.

화학예방약의 투여량도 문제이다. 사용량이 지나치게 적으면 효과가 없을 것이고, 지나치게 많으면 부작용이나 역작용의 우려도 있다. 핀란드와 미국에서 행한 베타 카로틴의 대대적인 시험이 실패(기대한 성적이 아니었다는 의미에서의 실패)한 원인은 아직도 분명하지 않지만, 어쩌면 화학예방약을 쓰는 시기가 너무 늦었거나, 아니면 그 양이 지나치게 많았기 때문일지도 모른다.

〈표 1〉 암의 발생 가능성에 따라 본 화학예방의 실제

발생 가능성 정도	예방약과 대책
1. 정상인	천연물질(칼슘, 비타민 D, 베타 카로틴, 루틴, 글루크민, 녹차 폴리페놀, 베타 시토스테롤) 외에 칼로리 제한과 지방섭취의 제한 등
2. 중간 정도의 암 발생 가능성	아스피린, 이프로펜, 인돌-3-칼비놀 등
3. 높은 암 발생 가능성, 전암병변	스린닥, 피록시캄, 올티플라즈, 레티노이드 등

　암의 예방약으로 기대되는 대다수가 세포의 돌연변이를 억제함으로써 암화를 억제하는 항변이원성물질이다. 그러나 이와 같은 항변이원성물질은 투여량을 잘못 맞추면, 이것이 또 세포의 돌연변이를 일으키는 변이원성물질이 될 수 있다. 항변이원성물질은 양날의 칼과 같다. 화학예방약이 의외로 어떤 종류의 암을 유발하는 일종의 부작용을 보이는 것은 인간에게서도 동물실험에서도 있을 수 있다(후술).

　한편, 화학예방에는 어떤 종류의 예방약이 바람직한가 하는 문제도 있다. 서양의학적으로 화학예방약은 순수한 화학물질이고, 화학구조식도 정확하게 아는 것이어야 한다. 동양의학은 이와는 입장이 다르다. 동양의학에서 사용하는 약은 순수한 화학물질일 필요가 없을 뿐 아니라, 오히려 순수하게 정제하면 중요한 효능 중 극히 일부밖에 얻지 못하여, 전체를 사용함으로써 얻는 효능의 묘미가 상실된다고 생각한다.

　녹차는 암 예방에 효과가 있다는 연구결과가 있어서, 적어도 암의 이환연령을 늦출 수 있을 것 같다. 이것은 적포도주에도 들어 있는 폴리페놀이라는 성분 등에 의한 것이지만, 녹차로부터는 그 폴리페놀류(녹차의 경우는 폴리페놀 중 카테킨이 주성분임)를 추출한다든지, 게다가 EGCG라고 약칭되는 단일화학물질을 분리해 낼 수도 있다. 이 EGCG가 녹차 속에 포

함된 암 예방물질의 주된 물질로 인정되고 있다. 그런데, 녹차가 갖는 항균작용(예를 들면 위암의 원인으로 의심되는 균인 헬리코박터 파일로리를 죽이는 작용)을 살펴보면, 그 효과는 EGCG에서는 없어져 버린다고 한다. 더구나 EGCG를 만드는 데 필요한 고액의 비용을 생각하면, 오히려 폴리페놀류 같은 정제하기 이전의 것, 또는 녹차 그 자체가 실제로 암 예방에는 효과적이라고 생각하는 사람도 적지 않다. 이와 같이 암의 화학예방 분야에도 서양의학과 동양의학의 상반된 차이가 있다.

비타민제의 항산화작용에서도 유사한 현상이 있다. 천연소재를 사용한 비타민에는 비타민류 이외의 성분도 어느 정도 포함되어, 인공적으로 합성된 정제된 제품의 효과보다 뛰어나다고 한다. 즉 식물에서 추출한 천연 비타민제는 이미 알고 있는 비타민류 이외에 여러 종류의 항산화물질을 포함하고, 게다가 불특정 항산화물질도 포함하고 있어, 뛰어난 잠재적 기능이 있다.

화학예방은 암 연구의 한 축이라지만 안고 있는 문제가 많다. 화학예방약이 유효하다고 해도, 그 효과의 기전을 실제로 입증하지 않으면 안 된다. 화학예방약이 암화 과정의 어떤 단계에 작용하는가의 구명은 그 하나이다.

화학예방약은 암화 과정의 어느 단계에서 작용할 것이다. 어떤 예방약은 발암물질과 대사·활성화를 저지한다든지, 어떤 예방약은 궁극발암물질의 DNA와 결합을 저지하든지, 또는 이 DNA 부가체의 유전자에 활동(산화작용)을 저지하든지, 또한 암화로 작용하는 세포의 증식을 저지하든지, 이 과정 중 어느 단계 또는 그 여러 단계 작용한다. 이러한 화학예방약의 효과 기전도 해명되지 않으면 안 된다.

화학예방의 현재와 미래

나고야시립대학 학장인 이토(伊東信行) 박사 연구팀은 여러 가지 식품에서 추출된 화학물질이 어떤 장기의 암을 예방하는가라는 흥미로운 연구를 펼치고 있다. 그중 한 물질이 어떤 장기의 암을 예방할 수 있었다고 생각하고 있었는데, 같은 물질이 의외로 다른 장기의 암 발생을 촉진하는 경우가 있다고 한다. 한쪽을 세우면 다른 쪽이 서지 않고, 다른 쪽을 세우면 또 반대쪽이 서지 않는식이다.

앞에서 서술한 베타 카로틴은 폐암의 예방에 좋다고 기대를 모았는데, 반대로 폐암의 발생을 촉진하였다는 실험 예가 있다. 타목시펜은 유방암의 치료약으로서뿐만 아니라 예방약으로도 서구 여성들에게 널리 쓰이게 되었지만, 타목시펜을 투여받은 사람에게서는 드물지만 혈전증, 폐색전증 외에 자궁내막암이나 간 장해가 나타나는 경우가 있었다. 그래서 타목시펜을 대체하는 라록시펜 등 부작용이 없는 새로운 항에스트로겐 제제의 개발이 추진되고 있다.

또한 헬리코박터 파일로리를 항생물질로 처리하여 위암의 발생을 예방하자는 제균의 시도(이것도 화학예방의 하나)도 활발하였지만, 일부에 역류성 식도염을 일으키거나 머리핀(Barrette)형의 식도암(조직학적으로 편평상피암이 아닌 선암 유형의 것)을 일으키는 경우도 있다고 한다.

한편 독으로 독을 다스리는 경우도 있어 신기하다. 예를 들면 BRCA1 유전자의 변이가 있는 사람은 유방암에 걸리기 쉽지만, 이런 사람이 피임약을 복용하면 유방암의 발생이 줄어든다고 한다. 또한 담배를 피우는 것으로도 유방암의 발생이 반으로 준다는 조사결과가 있다. 그렇게 유해한 담배에도 의외로 인간에게 유익한 작용이 있다는 것이다. 게다가, 담배에 알츠하이머병의 예방효과가 있다는 연구보고도 있어서, 우리 몸속에서 일어나는 일은 예측이 어렵다는 느낌이 강하게 든다. 즉 암 예방에는 절대적인 것이 없고, 또한 예상을 뛰어넘는 뜻밖의 일도 있다는 것이다.

이러한 현상의 다양성을 생각하면, 정제된 하나의 화학예방약이 특정 장기의 암에, 더구나 복잡한 암화 기전의 특정한 부분에 잘 들었다고 해도, 이것이 많은 다른 기전이나 상이점을 갖는 다양한 발암에 과연 얼마나 효과가 있을 것인가? 아니면, 상반된 작용은 없을까? 확실한 해답이 아직 없다고는 해도 현실적으로는 화학예방약은 적어도 높은 암 발생 가능성의 제거라든지 전암병변의 치료에는 필수적인 것이 되었으며, 안전하고 유효한 화학예방약이 각 장기별로 차례차례 개발될 것이라는 기대가 크다. 이러한 기대는 옛날에는 생각할 수 없었던 암의 화학요법이 적어도 특정 장기에 한한 것이지만 효과가 큰 것을 미루어볼 때 당연하다.

최근 미국에서 시사성이 있는 보고가 있었다. 위스콘신주에서 1,449명을 조사한 성과이다. 보고에 따르면 미국에서는 각종 비타민이나 무기질을 복용하는 사람(이른바 어느 종류의 화학예방의 실천자)이 많은데, 이 사람들 중 남성은 약을 먹지 않는 사람에 비해 전립선암의 종양표식인자(PSA)의 검사를 잘 받고 있다고 한다. 심근경색, 대장암 예방을 위해 아스피린을 복용하는 사람도 많다. 더욱이 비타민을 복용하는 사람은 신체운동을 열심히하고, 과일이나 야채도 약을 먹지 않는 사람보다 4배 이상이나 충분히 섭취하고 있다. 여성의 경우도 대장검사라든가 유선검사를 잘 받고 있다는 결과가 나왔다.

이 보고로써 비타민 등에 의한 화학예방의 효과가 있었다고 해도, 이것이 곧바로 화학예방만의 효과라고는 단언할 수 없다는 것이다. 어쩌면 생활습관의 관심도라든가, 암 조기발견에 대한 열의 등 부수적인 것의 효과가 보다 클지도 모른다.

암 예방의 기본은 매일의 생활습관이다. 생활습관의 개선 없이 화학예방에만 의지해서는 안 된다. 화학예방약은 단지 장래에 특히 높은 암 발생 가능성, 또는 전암병변을 가진 사람에 한해서 매우 바람직한 것이라고 할 수 있다.

❹ 암의 2차 예방

암을 초기에 발견하여 초기에 고치는 것(2차 예방)은 1차 예방에 이어지는 암 대책의 기본이나, 다만 여기에는 여러 가지 문제가 있다.

암 검진 : 백 가지 해는 있어도 한 가지 이익도 없다— 곤도학설의 오류

최근 게이오대학의 곤도(近藤誠) 씨가 저널리즘을 떠들썩하게 했다. "암 검진 : 백 가지 해는 있어도 한 가지 이익도 없다"라든지 "환자 여러분, 암과 싸우지 말라"는 등 뜻밖의 발언을 했기 때문이다. 직설적으로 말한다면, 곤도 씨의 발언에는 오해와 과장이 있다. 무엇이 오해와 과장인지, 그 사례를 소개한다.

곤도 씨는 암에는 암이 작은 상태에서부터 전이하는 '진성 암'과 아무리 지나도 나빠지지 않는 '유사 암' 두 가지로 나눌 수 있다고 한다. '진성 암'은 손을 대더라도 소용이 없고, '유사 암'은 방치해도 괜찮다고 한다. 따라서 곤도 씨는 그런 논리에서 수술하는 것도 화학요법을 하는 것도 그다지 의미가 없다고 하는 것이다.

곤도 씨가 말하듯 두 종류의 암이 있다는 것은 사실이다. 그렇다면, 이와 같은 암은 암 전체에서 어느 정도의 비중을 차지할까?

확실한 연구보고는 아직 없지만, 곤도 씨가 말하는 '진성 암'과 '유사 암'은 합쳐서 암 전체의 20% 정도로 생각할 수 있다. 그렇다면 나머지

곤도 씨가 "암 검진–백 가지 해는 있어도 한 가지 이익도 없다"라고 했던 것과 반대로 "암 검진–백 가지 이익이 되면서 한 가지 해도 없다"라고 말하였다면 매스컴도 달려들지 않았을 것이다. 곤도 씨의 한 마디는 대단한 논란을 일으켜 국민의 암에 대한 관심을 환기한 점에서는 그 공적은 적지 않았지만 오해와 과장이 있다.

곤도 씨는 암에는 암이 작은 상태에서부터 전이하는 '진성 암'과 아무리 지나도 나빠지지 않는 '유사 암' 두 가지로 나눌 수 있다고 한다. '진성 암'은 손을 대더라도 소용이 없고, '유사 암'은 방치해도 괜찮다고 한다. 따라서 곤도 씨는 그런 논리에서 수술하는 것도 화학요법을 하는 것도 그다지 의미가 없다는 것이다. 곤도 씨가 말하듯 두 종류의 암이 있다는 것은 사실이다.

곤도 씨가 말하는 '진성 암'과 '유사 암'은 합쳐서 암 전체의 20% 정도로 생각할 수 있다. 그렇다면 나머지 80% 이상의 암은 시간이 지남에 따라 언젠가는 점차로 나빠지는 '보통 암'이다.

이 악성화로의 진행이 빠른 것과 느린 것이 있는 것은 사실이지만, 처음부터 '진성 암'과 '유사 암'으로 운명적으로 결정되어 언제나 고정된 것은 아니다.

역시 대부분의 암은 시간경과와 동시에 점차적으로 나빠진다. 초기일수록 암은 악성화하지 않고 있다. 그러므로 일찍 발견한 암은 작기 때문에 다행이 아니고, 아직 충분히 악성화되지 않아서 다행인 것이다. 대부분의 암은 조기에 발견하여 조기에 치료하는 데 의미가 있다.

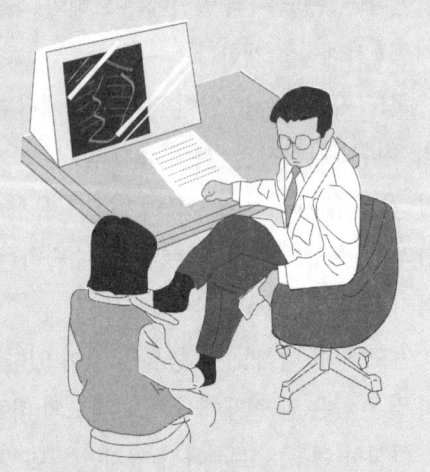

80% 이상의 암은 시간이 지남에 따라(이것이 5년, 10년이란 긴 시간이 걸렸다고 해도) 언젠가는 점차로 나빠지는 '보통 암' 이다.

암 세포가 한 개 생겨서 손톱 크기의 암으로 성장하는 데 약 30회의 분열과 여러 해가 걸리지만, 그 사이 암 세포는 점차로 악성화된다. 이 악성화의 원인은 잘 알려져 있지 않지만, 암 세포 주변에 모이는 여러 가지 반응 세포로부터 만들어지는 활성산소의 작용이 원인 중 하나이다. 이 악성화로의 진행이 빠른 것과 느린 것이 있는 것은 사실이지만, 처음부터 '진성 암' 과 '유사 암' 으로 결정되어 언제나 고정된 것은 아니다.

역시 대부분의 암은 시간경과와 동시에 점차적으로 나빠진다. 초기일수록 암은 악성화하지 않은 상태다. 그러므로 일찍 발견한 암은 작기 때문에 다행이 아니고, 아직 충분히 악성화되지 않아서 다행인 것이다.

암의 성장 속도라든지 악성화 속도는 개인의 장기마다 다르다. 조기발견율이 높은 암도 있으며, 낮은 암도 있다. 따라서 암에는 여러 가지 예외가 있다. 그러나 예외가 있다고 해도 역시 대부분의 암은 조기에 발견하여 조기에 치료하는 데 의미가 있다. 이러한 의미를 부정하는 것으로 '암 검진—백 가지 해는 있어도 한 가지 이익도 없다' 라고 말한다면, 이것은 오해와 과장이 있다고 말할 수밖에 없다. 암은 역시 조기에 발견하여 조기에 치료하는 것이 제일이다.

암의 집단 검진—그 유효성과 비용 대 효과

곤도 씨가 "암 검진-백 가지 해는 있어도 한 가지 이익도 없다" 라고 했던 것과 반대로 "암 검진-백 가지 이익이 되면서 한 가지 해도 없다" 라고 말하였다면 아무런 재미도 없었을 것이고, 매스컴도 달려들지 않았을 것이다. 곤도 씨의 한 마디는 의표를 찌르는 충격적인 내용이었지만, 대단한 논란을 일으켜 국민의 암에 대한 관심을 환기한 점에서는 그 공적은 적지 않았지만 오해와 과장이 있다.

적어도 암은 빠른 시기에 발견하는 것이 중요하지만 예외는 있다. 예외는 예외로 두고 문제는 얼마나 효율적으로 조기에 암을 발견할 수 있는가 하는 점이다.

'집단 검진'(또는 단순한 검진)과 '조기발견'을 혼동하여 같은 의미로 받아들이는 사람이 있지만, 이것은 동의어가 아니다. 적어도 '집단 검진'은 '조기발견'을 겨냥한 검진사업을 의미한다. 암은 조기발견이 중요하지만 현행의 집단 검진 체계는 재고하지 않으면 안 될 문제가 있는 것도 사실이다.

'암 검진'을 생각해 보자. 일본의 현행 암 검진(집단 검진을 말함)은 과거 결핵 검진의 연장선상에 있기 때문에, 적어도 암 대책은 어떻게 해야 하는가 하는 논의에서 시작된 것은 결코 아니었다. 사전준비 없이 시작되었다고 해도 좋을 정도이다.

외국에서는 예전부터 결핵 검진은 없었으며, 더구나 국고보조에 의한 암 검진도 거의 없었다. 최근 미국에서 유방암 검진이 의료보험정책(65세 이상의 공적의료보험제도)의 일환으로 겨우 시작되었지만, 그 밖의 나라에서는 아직 대부분 시행되지 않았다. 일본의 암 집단 검진만이 국가적인 사업이 되었고, 여기에 민간의 인간 도크(단기간에 신체 각부의 정밀검사를 받기 위한 시설– 역자주), 직장, 지역 검진을 포함하면 암 검진에 드는 총경비는 적어도 몇 년 전의 계산으로 국민의료비의 약 1%를 사용하는 눈에 띄는 존재가 되었다.

여기서 집단 검진의 평가에 대해서 선진국 남성에게 가장 많은 폐암을 예로 생각하여 보자. 미국의 메이요클리닉의 폰타나(Fontana) 박사는 일본의 위암이나 자궁암 검진에는 긍정적 평가를 하면서도 폐암의 검진효과는 확인되지 않았다고 얘기한다.

이것은 메이요클리닉에서 폐암 4개월마다 적극적인 검진군과 통상지도군을 비교한 결과, 발견 폐암수(이환수)나 조기 암 발견율은 4개월 검진군에 많고 생존율도 높았지만, 폐암 사망률은 큰 차이를

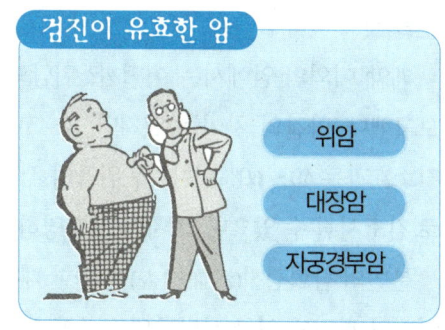

검진이 유효한 암

위암

대장암

자궁경부암

보이지 않았다는 조사결과로부터 나온 것이다.

여기서 중요한 것은 과연 검진이 암의 사망률을 감소시킬 수 있을 정도로 정말로 유효했었는가 하는 것이다. 이것은 적어도 행정적으로는 중요한 질문으로 만일 폰타나 박사가 옳다면 폐암 검진은 의미가 없으며, 검진이 의미가 있다면 폰타나 박사가 틀렸다는 것을 의미한다.

우선 유효성은 원래 무작위할당 시험(RCT라 약칭)으로 해야 하는 것이지만, 우선 사례관리(case control)연구법으로 암 사망률의 상대위험도(전문 용어로 odds비-OR이라고 함)로 본 바, 일본 국립암센터의 소후(祖父江) 박사 등은 1년 이내의 검진 유무에 따른 폐암 사망은 흡연 정정의 상대위험도(odds비)는 0.72(95% 신뢰구간은 0.50~1.03), 진단 때부터 2년 이내에 검진의 유무에 의한 폐암 사망의 흡연정정 상대위험도(odds비)는 0.83(95% 신뢰구간은 0.56~1.23)이라고 보고하고 있다. 상대위험도(odds비) 0.72란 폐암의 검진을 받지 않은 사람의 폐암 사망률을 1.0으로 할 때, 폐암 검진을 받은 사람의 폐암 사망률은 0.72이 되었다는 것이다. 그러므로 폐암 사망률은 검진으로 차감하여 0.28(즉 8%) 감소하였다는 것이므로, 폐암의 검진효과가 있다고 할 수 있다. 그러나, 이 보고는 폐암의 검진효과를 처음으로 시사한 것이기는 하나, 조사방법에 개선의 여지가 있고, 상대위험도(odds비)의 저하도 통계적으로 반드시 유의하지는 않다는 결

론을 짓고 있다.

폐암 이외의 암에서는 어떨까? 위암의 odds비는 몇 사람의 연구자가 보고했다. 약간의 차이는 있지만, 3～5년 이내의 검진에 의한 사망률의 감소효과는 40～60%이다. 즉 위암의 사망률은 검진에 의해서 약 절반으로 감소시킬 수 있으며 그 차이는 분명히 유의적이다.

분변의 잠혈검사(潛血檢査)에 의한 대장암 검진효과도 증명되었다. 3년 이내의 검진에 의한 사망률의 감소효과는 60%라고 한다. 또한 검진에 의한 자궁경부암의 사망률의 감소효과는 80%라고 한다. 이들 암의 검진효과는 어느것이나 상당히 유효하다.

그런데 검진효과를 볼 수 없는 암도 있다. 자궁체암(내막암) 검진의 유효성은 아직 증명되지 않았으며, 유방암도 현재의 시촉진(보고 만져서 진단하는 것)에 의한 검진으로는 그 유효성을 보여 주는 근거가 충분하지 않다. 유방암에는 서구 선진국에서 유효성이 평가되고 있는 마모그라피(유방촬영)의 도입을 빼놓을 수 없다.

장기에 따라 검진효과가 높은 암과 낮은 암이 있는 것은 명백하다. 위암·대장암·자궁경부암의 검진효과는 높으나, 폐암·유방암의 검진효과는 낮고, 자궁체암의 검진효과는 아직 증명되지 않았다.

문제는 폐암이다. 적어도 일본에서 폐암의 검진효과는 어느 정도 증명

검진효과가 높은 암과 낮은 암

장기에 따라 검진효과가 높은 암과 낮은 암이 있는 것은 명백하다. 위암·대장암·자궁경부암의 검진효과는 높으나, 폐암·유방암의 검진효과는 낮고, 자궁체암의 검진효과는 아직 증명되지 않았다.

암(癌)! 예방이 최선이다

되고는 있지만, 다른 암에 비교하면 낮다. 또한 폐암의 검진효과에는 지역 차도 있는 것 같다. 이 지역차는 아마도 진단의 정밀도와 관계있는 것 같다. 도호쿠대학의 후지무라(藤村重文) 교수 등에 의하면, 충분히 정밀도를 높인 최근의 검진에 의해서 폐암은 '상당히 검진효과가 있다'는 결과가 나왔다. 폰타나(Fontana) 박사가 말한 것은 반드시 정확한 것은 아니었지만, 그 최종결론에 이르려면 또 시간이 필요할 것 같다. 앞으로도 새로운 진단기기, 예컨대 헤리칼CT를 도입하여 과학적으로 신뢰성 높은 데이터의 축적과 동시에, 정말 유효한 검진효과가 있는지, 있다면 검진효과의 정도를 정확하게 밝힐 필요가 있다. 일본에서도 폐암으로 인한 남성의 사망이 가장 높은(여성도 가까운 시일에 마찬가지) 만큼, 결론이 빨리 내려지길 바란다.

그럼에도 불구하고 폐암 대책의 주역은 금연에 의한 1차 예방이고, 검진은 어디까지나 2차적인 대책에 지나지 않음을 잊어서는 안 된다.

앞으로의 암 검진

암의 집단 검진은 계속 현재와 같이 추진해도 좋은가? 암의 조기발견을 위한 방법으로서는 행정적인 집단 검진 이외에 근무처에서의 검진이나 민영의 인간 도크가 있고, 개인적으로 증상의 유무에 관계없이 일반병원 또는 전문병원의 검진도 있다. 어쨌든 집단 검진은 암의 조기발견을 위한 하나의 검진방법이고, 다른 방법에 의한 개인 검진과는 구별해야 한다.

집단 검진은 본인의 의사가 아닌 행정 지도에 의한 수동적인 것인 데 비해, 집단 검진 이외의 개인 검진은 병원에 간다든지, 주치의에게 검진을 받는 경우 등으로 본인의 의사에 의한 자발적인 것이다.

집단 검진의 평가는 효과 문제 이외에, 실은 비용 대 효과라는 별도의 문제가 있다. 집단 검진으로는 암 환자 한 사람을 발견하는 데 어느 정도의 비용이 들까?

도호쿠(東北)대학 쓰지(辻一郎) 교수의 계산에 의하면 암 환자 한 사람을 발견하는 데 필요한 비용은 위암, 자궁암의 경우 약 5,000만 원, 유방암 3,300만 원, 폐암 2,400만 원, 대장암 2,000만 원이 들고, 간·담·췌장의 암은 1억 4,000만 원이 든다고 한다. 모든 암을 평균하면 한 사람에 약 6,000만 원이 든다.

암을 발견하는 것뿐만 아니라, 각각의 암 환자의 일년간 생존을 위한 비용이라든가, 5년간 생존의 비용이 어느 정도인가, 별도로 여러 가지가 계산되고 있다. 그 비용은 당연히 높아지나, 장기에 따라 차이가 크다.

암 검진 자체도 대체로 많은 비용이 든다고 하나, 검진을 받은 사람(수진자)의 그 후의 의료비는 비검진자에 비하면 적게 든다. 그것은 조기발견·조기치료의 보람이 있기 때문이다. 그러나 폐암과 같이 살기 어려운 암은 조기발견했다고 해도 사망하는 경우가 많기 때문에, 의료비는 비싼 셈이다. 즉, 비용 대 효과가 반드시 높지는 않다.

암 검진이 비용이 드는 일이긴 하지만, 검진사업에 관계된 사람들의 인건비나 운영비까지 포함하면, 집단 검진에는 막대한 비용이 든다. 지방자치체의 사례로서 삿포로시는 77억 원의 암 검진예산 중 22억 원이 국고보조이지만, 3분의 2인 55억 원(개인부담에 의한 수입은 별도로 해서)이 시자치단체의 부담이다(1997년). 물론 매년 같은 상황이다. 인간의 생명은 돈으로 바꾸기 어려운 귀중한 것이라면 할 말이 없지만, 이렇게 많은 비용을 매년 지불하면서까지 '자치단체의 사업'으로 할 필요가 있는가 하는 의문의 소리가 있는 것도 사실이다. 이것은 암 검진이 1998년부터 '노인보건법'의 보조사업에서 분리되어 일반 재원화된(지방교부세로 바뀜) 경위와도 관계가 있는 것 같다.

일본의 검진율이 늘지 않는 것도 이상하다. 행정 당국이 고액의 돈을 부담하는 상황임에도 검진하는 분위기가 고조되지 않았는데, 이것은 검진에 대한 국민의 방관자적인 태도 때문인지도 모른다. '검진을 받는다'는 자체가 담배라든가 식사를 하는 것과 같이 생활습관의 일부여야 하는데 이에 대한 인식이 충분하지 않다.

검진에는 그 밖에도 여러 가지 문제가 있다. 많은 수진자 중에서 암을 발견하지 못하는 경우가 많다는 것이다. 반대로 암이 아닌데 암으로 오진하는 경우도 있다.

간과된 암을 위음성이라고 하고, 암으로 오인하는 것을 위양성이라고 말하지만, 위음성(넓은 의미로 해석하여 다음 번의 검진 때까지 발견된 것을 전부 포함함)은 위암 10~40%, 대장암 20~30%, 자궁경부암 약 10%로 볼 수 있다는 자료가 있다. 위양성은 위암 10~25%, 대장암 3~5%, 자궁경부암에서 0.5% 있다고 한다.

요컨대 검사결과는 절대적인 것이 아니라, 어느 정도 한계가 있다. 진단이 기술적인 감도라든가 정밀도의 문제와도 관련되어 앞으로 어떻게든 해결하지 않으면 안 되는 과제이다.

어쨌든 집단 검진을 행정 당국의 주도하에 언제까지나 지금과 같이 '널리 모두에게'라는 방식으로 계속해도 좋은가라는 의견에는 겸허하게 귀를 기울이지 않으면 안 된다.

그렇다면 앞으로의 집단 검진은 어떻게 하면 좋을까? 여러 의견이 있고, 전문가들 사이에서도 진지한 토론이 거듭되고 있지만, 개선 방법의 하나로서 집단 검진 대상자를 적어도 암에 걸리기 쉬운 요인을 가진 발생 가능성이 높고 전암병변이 있는 사람으로 한정한다든지, 사회 일선에서 일하여 경제활동이 활발한 계층과 연령의 사람을 우선한다든지, 또한 검진의 대상 장기를 한정하는 방안도 검토하지 않으면 안 된다.

검진 본연의 공부, 연구나 기술 개발도 검토해야 할 과제이다. 검사는 간편하고 비용이 적고, 또한 고통이 적어야 하는데 분변의 잠혈검사(潛血檢査)에 의한 대장암의 조기발견이나, 혈액검사(PSA 반응)에 의한 전립선암의 조기발견은 이상적인 것 중 하나이다. 뇨검사(catecolamine의 대사산물의 증명)에 의한 소아의 신경아종(神經芽腫)의 발견도 그렇다.

최근, 암 세포를 현미경 수준에서 탐색하는 것이 아니고, 유전자 수준에서 진단하려는 유전자 진단이 주목되고 있다. 예를 들면 분변의 K · RAS, APC, P53으로 대장암을, 뇨의 K · RAS, P53, RB으로 방광암을, 담의 P53, RB 등으로 폐암의 조기발견을 할 수 있는가라는 것이다. 또한 췌액의 K · RAS에서 췌장암의 진단도 가능하다. 다만, 정밀도가 높고 간편한 것이 될지 여부는 한층 더 검토의 여지가 있다.

그런데 1998년 4월 중순, 일본 후생성의 암 검진 유효성 평가에 관한 연구반(반장, 도호쿠대 히사미치 교수)의 보고 개요가 소개되었다. 그런데 이때 일본의 신문들은 "암 검진 효과의문" 이라는 큰 표제로 보도하였기 때문에, 차근차근 주의 깊게 읽지 않으면 전면적으로 암 검진을 부정하는 듯한 인상을 주었다. 사실 '암 검진은 효과가 없으니까 더 이상 받을 필요가 없다' 라고 생각한 사람이 꽤 있었다. 확실히 후생성은 검진효과를 오랜 세월 말해 왔으면서, 일부의 장기라고는 해도 그 검진효과를 확인할 수 없었던 점에 크게 실망했을 것이다. 그러나 그렇다고 검진효과 전부를 부정하는 것 같은 인상을 주는 보도(적어도 그 표제)는 분명히 잘못이었다. 보고의 내용 자체에도 그런 내용은 전혀 없었다.

어떤 독자는 "곤도 씨가 이전에 말했던 암의 조기발견은 의미가 없다고 한 것처럼 역시 정말 없네요!" 라고 말했다. 새삼스레 오해가 없도록 부연하지만, 암의 검진효과에 의문이 있다는 것이 암의 조기발견 그 자체에 의문이 있다는 것은 아니다. 암의 집단 검진은 조기발견을 위한 하나의 수단이며, 지금의 집단 검진(의 효과라든가 비용 대 효과)에 문제가 있다고 말

암(癌)! 예방이 최선이다

했을 뿐, 암의 조기발견 그 자체에 의미가 없다고 한 사람은 곤도 씨 외에 없다. 암은 뭐니뭐니 해도 '조기발견'이 중요하다

⑤ 암의 3차 예방

암의 3차 예방이란?

1차 예방이 확실하다면 2차 예방은 필요없으며, 또 2차 예방이 확실하다면 3차 예방은 필요없을 것이다. 그런데 1·2차 예방에도 불구하고 증가하는 암이 있는 이상 암으로 죽지 않기 위해 모든 예방조치가 필요하며, 이것이 3차 예방이다. 만일 너무 늦어 손을 쓸 수 없는 경우라고 해도 고통스럽게 죽지 않도록 하는 것이다.

지금까지 공중위생이나 예방의학을 3차 예방의 전문연구자들은 다양한 환자에 적절한 치료를 행하여 병이 악화되어 죽음에 이르거나, 병 때문에 생활의 질(QOL)이 떨어지지 않고, 또한 환자의 사회복귀를 촉진할 수 있도록 하는 것이라고 정의하였다. 이러한 암의 3차 예방에 관한 구체적인 점을 두세 가지 소개한다.

일단 암을 앓은 사람은 수술 후의 암 재발이 매우 염려되므로, 재발(국소의 재발)을 일으키지 않도록 예방해야 한다. 재발 우려는 암 세포가 모두 완전히 제거되었으면 있을 수 없는 일이나, 만일 우려가 있다면 극히 일부라도 암 세포가 수술 때 발견되지 않고 남아 있는 경우이다. 물론 암 세포가 남아 있으면 이에 대한 조치는 엄밀하게는 '예방'이 아닌 '치료'가 되나, 어쨌든 암의 재발에 대한 예방적 치료를 암 예방의 개념에 포함해야 함을 강조하고자 한다.

3차 예방에는 암 전이의 예방도 포함된다. 생긴 지 얼마 안 되는 암 세포는 매우 조용한 존재이나 시간과 더불어 악성화하여 주변조직에 전이하거나 발생한 부위에서 떨어진 곳에 '원격전이'한다. 원격전이는 악성화의 대표적인 현상으로서 이 전이가 없으면 암은 결코 무서운 것이 아니다. 암의 '재발'이란 국소에 남은 암 세포의 재발을 의미하며, 이는 외과적으로 비교적 대처하기 쉬운 것이나, 원격전이는 멀리 떨어진 곳에서 재발하는 것으로 종종 외과적 조치가 미치지 못한다. 이 전이에 대해서도 구체적인 예방 대책을 고려해야 할 것이다(예로서 혈관신생저해제를 투여하여 혈액의 공급을 차단하고, 암을 공격하는 최근의 시도는 재발이나 전이에 대한 예방적 치료 중 하나이다).

예방의 개념은 그 밖에도 여러 가지 생각해 볼 수 있다. 예컨대 암에는 매우 악성인 것부터 그다지 악성이 아닌 것까지 여러 가지가 있으며, 이 악성도의 차이가 어떻게 생기는지 현재는 잘 알지 못한다. 과연 세포의 돌연변이를 억제하는 것만으로 '악성화의 예방'은 가능한가? 어쨌든 암 세포가 발생하는 것을 저지할 수는 없다지만 문제는 암의 '악성화의 진전'

암의 예방

- 1차 예방 : 건강할 때부터 암에 걸리지 않도록 하는 것, 금연, 식생활개선 등 생활습관을 바꾸는 것 등.
- 2차 예방 : 암을 초기에 발견하여 초기에 치료하는 것.
- 3차 예방 : 암의 재발이나 전이에 대한 예방, 악성화에 대한 예방, 더욱이 환자의 고통 예방(생활의 질 유지)을 포함한다. 즉 암 치료를 할 수 없는 경우라도 고통 속에서 죽지 않도록 배려하는 것 등이 여기에 속한다.

을 방지할 수는 없는가 하는 것이다. 이 악성화의 예방도 넓은 의미로 3차 예방의 목적에 포함시켜 고려한다.

마지막으로 또 하나, 암의 3차 예방을 치료내용까지 확대하고자 한다. 암의 증식이 진행되어 객관적으로 생사가 매우 심각한 상태에 이르렀을 때 환자가 괴로워하지 않도록 '완화의료'를 다할 수 있게 되었지만, 이때도 환자의 고통이 있고 나서 고통을 제거하는 것이 아니고, 오히려 예측되는 고통이 일어나지 않도록 예방조치를 꾀하도록 한다. 예를 들면 호흡곤란이나 뼈의 전이 때문에 아프게 되는 경우 아픔이 생기고 나서 아픔을 제거하는 것이 아니고, 그러한 증상이 예측되는 말기환자에게 예방약을 미리 투여하여 고통을 경감하는 것이다. 이것도 암의 3차 예방의 범위라고 생각할 수 있다.

이상과 같이, 암 예방의 개념은 이 책의 앞부분에서 서술했듯이 암이 되지 않도록 하기 위한 1차 예방, 암을 조기발견하기 위한 2차 예방과 3차 예방으로서 암의 재발이나 전이에 대한 예방, 암의 악성화에 대한 예방, 더욱이 환자의 고통 예방(생활의 질 QOL의 유지)까지를 포함하여, 어쨌든 암으로 죽지 않도록하거나 불행하게도 치료가 미치지 못하는 경우 고통스러워 하면서 최후를 맞이하지 않도록 깊은 배려를 하는 것을 생각하지 않으면 안 된다.

암 예방에 이렇듯 3차 예방까지를 포함시키면 조금 욕심이 과하다고 할지도 모른다. 그러나 예방이 기본적으로 미리 손을 써서 암을 이기는 것이 목적인 점에서도 그 목적은 단지 1차, 2차 예방에 국한하지 않고, 더 큰 눈으로 암에 대응하는 '모든 경우'를 가리키는 넓은 의미라고 해도 좋을 것이다.

숫자로 보는 예방의 정의

암의 1차, 2차, 3차 예방은 지금까지 서술한 바와 같다. 그러나 2차 예방이라는 말은 경우에 따라 혼란과 오해가 있다.

암의 2차 예방은 보통 암의 조기발견에 대한 말이지만, 서구에서는 암 경험자에게 새로 발생하기 쉬운 2차 원발암의 예방을 가리켜, 때때로 전암병변을 갖는 사람에 대한 화학예방에 대해서 이 말을 쓰는 경우가 있다. 이것은 서구에서는 암의 조기발견을 2차 예방이라고 부른다는 생각이 정착되지 않았기 때문이기도 하다. 일본에도 전암병변의 예방을 1차 예방이라고 하지 않고 1.5차 예방이라고 하여 상황에 따라 숫자가 가리키는 내용이 달라진다.

이러한 혼란·오해를 피하는 뜻에서 원래 1차라든가 2차라고 하는 숫자를 쓰지 않고 예방의 대상별로, 예를 들면 일반 대중에 대한 예방, 높은 암 발생 가능성에 대한 예방, 전암병변에 대한 예방, 2차 원발암에 대한 예방, 암의 악성화에 대한 예방, 암의 재발·전이에 대한 예방이라고 구체적으로 대상별로 말하는 편이 좋을지도 모른다.

암과 그 이외의 질병에서도 1차, 2차 예방의 개념이 다르다. 심근경색, 뇌혈관장해의 1차 예방이란 그와 같은 질환이 되지 않도록 혈압을 측정한다든지 혈중 콜레스테롤치를 측정하는 것을 말하고, 2차 예방이란 고혈압이 있으면 그것을 내린다거나 혈중 콜레스테롤을 내리는 '치료'를 의미한다. 적어도 암의 2차 예방과 같은 '조기발견'의 의미는 포함하지 않는다.

Ⅲ. 암을 예방하는 식생활

일상의 부적절한 식사는 모든 암 발생원인의 약 35%를 차지한다고 한다. 식사를 개선한 결과 폐암은 20%, 유방암·췌장암은 50%, 위암은 35%, 대장암은 90%까지 줄었다고 추정하였다. 암 예방을 위한 식사에는 야채, 과일과 비타민, 섬유성 식품 등을 될 수 있는 대로 많이 먹고 담배, 알코올이나 지방, 염분은 가능한 피해야 한다. 장내 유해균을 증식시키지 않으려면 고기·지방의 섭취를 제한한다든지, 섭취량의 조절에 의한 열량제한, 적당량의 음주에도 신경을 써야 하겠지만, 전래하는 식품과 식품의 '음식궁합'은 '두 개 성분의 궁합'이라는 점으로 발상을 전환하여 다시 한 번 생각해 볼 만하다.

다만, 무리한 예방은 금물, 핀란드증후군(식사나 건강관리를 철저히 한 일정연령에 달한 600명에게 심혈관계 병이나 자살의 발생은 그런 것에 그다지 관심이 없는 일상적인 생활을 한 같은 수의 사람들보다 오히려 많았다)을 참고하자.

Ⅲ. 암을 예방하는 식생활

III. 암을 예방하는 식생활

암의 1차 예방을 좀더 구체적으로 살펴보자. 영국의 돌(Doll) 박사 등의 추측치에 의하면, 일상의 부적절한 식사는 모든 암 발생원인의 약 35%를 차지한다고 한다. 이 숫자를 보더라도 암의 예방에서 식생활이 얼마나 큰 위치를 차지하는지를 알 수 있다.

① 암 발생 가능성을 낮춘다

예방을 위한 식생활 14조항

일본인에게는 일본 국립암센터가 만든 '암 예방 12개항'이 무엇보다 친숙해지기 쉽고, 이와 비슷한 예방의 기본수칙은 그 밖에도 지금까지 여러 가지가 제시되었는데, 최근 신판이 공개되었다. 1997년 7월 세계암연

1	식사내용		야채나 과일, 콩류, 정제도가 낮은 전분질 등 주식 식품이 풍부한 식사를 한다.
2	체중		BMI(체중 Kg/〈신장 m〉^{2})를 18.5~25로 유지하여 성인기의 체중증가는 5Kg 미만으로 한다.
3	신체활동		1일 1시간의 속보, 1주간 합계 1시간은 강도 높은 운동을 한다.
4	야채와 과일		1일 400~800g 또는 5접시(1접시 80g 상당)의 야채류나 과일류를 섭취한다.
5	그 밖의 식물성식품		1일 600~800g 또는 7접시 이상의 곡류, 콩류, 서류, 바나나 등을 섭취한다.
6	음주		음주는 권장사항이 아니다. 마신다면 1일 남성 2잔(청주 1홉), 여성은 1잔 이하로 한다.
7	육류		붉은 색 고기(소고기, 양고기, 돼지고기 등)를 1일 80g 이하로 제한한다.

8	총지방량		동물성지방을 억제하고, 식물성기름을 사용하여 총열량의 15~30%의 범위로 제한한다.
9	염분		염분은 1일 6g 이하, 조미에 향신료나 허브를 사용하여 염분을 줄인다(식초의 사용도 양호).
10	곰팡이		상온에서 장시간 방치하거나 곰팡이가 핀 음식은 먹지 않도록 한다.
11	보관 방법		부패하기 쉬운 음식물은 냉장고에서 냉동 또는 냉장한다.
12	식품첨가물과 잔류물		첨가물, 오염물질, 그 밖의 잔류물은 적절한 규제하에서는 특별히 걱정할 필요 없다.
13	조리법		검게 탄 음식물을 피하고 불에 직접 구워 먹는 고기나 생선, 소금 뿌려 말린 식품은 피한다.
14	영양보조 식품		이 권고를 지키면 별도로 섭취할 필요는 없으며, 암 예방에도 활용되지 않는다.

(세계암연구재단, 미국암연구재단)

암을 예방하는 식생활

구재단과 미국암연구재단이『식품 · 영양과 암의 예방』이라는 제목으로 670쪽에 이르는 방대한 보고서를 발간한 것이다.

이 보고서는 지금까지 식생활과 암 예방에 관해 세계에서 발표된 약 5,000여 학술논문을 15인의 전문가가 정성껏 분석한 결과를 정리한 것으로, 보고서에서 그 결론적인 제언을 '암 예방의 식생활 14조항'(담배를 넣으면 암 예방 15조항)으로 정리하였다(〈표 2〉).

여기서 가장 중요한 것은 암 예방을 위한 식사에는 야채, 과일과 비타민, 섬유성 식품 등을 될 수 있는 대로 먹고 담배, 알코올이나 지방, 염분은 가능한 피하는 것으로 요약할 수 있다.

이번 보고서에서 우리들이 새삼스레 확인할 수 있는 것이 몇 가지 있다. 우선 식사내용이 암 발생과 얼마나 밀접한 관계가 있는가 하는 점인데, 이것을 장기별로 보면 그 관계가 일정하지 않고 장기마다 다르다. 예를 들면 야채, 과일은 대부분 장기에서 암의 위험성을 감소시키나, 그 밖의 식품(비타민 C를 포함해서)은 특정한 장기의 암 발생 가능성을 감소시킬 뿐이다. 또한 암의 발생 가능성을 높이는 알코올, 고기 등(〈표 4〉 참조)도 모든 암에 대하여가 아니라, 특정한 장기(구강 내, 식도, 간 등)의 암 발생 가능성을 높인다, 요컨대 장기 선택성이 있는 셈이다.

식품 이외에도 운동은 대장암 등에 대한 예방효과가 있다고 한다. 표(〈표 2〉, 〈표 3〉 참조)에서 냉장고가 위암을 예방한다는 것은 식품의 보존은 염장이 아니라 냉장이 더 바람직하다는 의미이다. 그러나, 여기서 부언해 두고 싶은 것은 '암 예방 14조항'의 데이터는 어디까지나 전체적으로 본 경향 또는 지표이고, 개개인에게 전부 부합되는 것은 아니며, 부분적으로 세부사항을 말한다고 해도 소용없다는 점이다. 좋다고 생각되는 것이라도 때에 따라 특정한 장기에 좋지 않은 작용을 할 가능성이 있다. 예를 들면 곡류가 식도암의 발생 가능성을 높인다는 뜻밖의 보고도 있다(〈표 3〉).

암(癌)! 예방이 최선이다

	야채	과일	카로티노이드	비타민C	무기질	곡류	전분	섬유	차	육체운동	냉장고
구강·인두	↓↓↓	↓↓↓		↓							
비인두											
후두	↓↓	↓↓									
식도	↓↓↓	↓↓↓	↓	↓		↑					
폐	↓↓↓	↓↓↓	↓↓	↓	↓					↓	
위	↓↓↓	↓↓↓	↓	↓↓		↓	↑		↓		↓↓↓
췌장	↓↓	↓↓		↓↓↓				↓↓↓			
담낭											
간	↓										
대장·직장	↓↓↓		↓				↓	↓		↓↓↓	
유선	↓↓	↓↓						↓		↓	
난소	↓	↓									
내막	↓	↓									
자궁	↓	↓	↓	↓							
전립선	↓										
갑상선	↓	↓			↑						
신장	↓										
방광	↓↓	↓↓									

(↓ 은 발생 가능성을 낮추는 것, ↓↓이나 ↓↓↓은 그 작용이 현저한 것)

그러므로 암은 특정 장기만이 아니라, 신체 전체를 균형있게 생각하는 것이 중요하다. 주로 서구의 논문이 이러한 결론을 내리고 있는데 일본인은 염분섭취를 제외하면 이미 암 예방을 위한 이상적인 식생활에 가깝다는 점도 지적해 둔다. 어쨌든 이번 보고서는 현 시점에서 암 예방을 위한 정보를 정리하여 그 구체적인 지침을 제공해 주었을 뿐만 아니라, 많은 사람들에게 암 예방에 대한 커다란 자신과 희망을 갖도록 해 준 것이 사실이다.

이 보고서에서는 특별히 다루지 않았지만, 암 예방의 실천은 어릴 때부터 시작하는 것이 필요하다. 세포 암화의 첫 단계가 암 연령이 되어 일어나는 것이 아니고, 청소년기부터 시작한다는 사실을 고려할 때 특히 어릴 때부터의 적절한 식사지도가 중요하다는 것은 말할 필요도 없지만, 실제로는 매우 어렵다. 많은 일반 시민 특히, 젊은 연령층의 사람들은 암 예방에 대한 관심이 높지 않기 때문이다. 그래서 암 예방효과가 높은 성분이 든 식품을 선택적으로 생산하여, 이것을 일상식품으로 식탁에 원활히 제공하여, 알지 못하는 사이에 암을 예방할 수 있도록 하는 것도 암 화학예방의 시도이다. 이미 일부 야채나 과일 등으로 상품화되어 있는 것이 있다.

또 식품의 내용 검토도 중요하지만 음식물을 천천히 느긋하게 먹고, 또는 잘 씹어 먹는 것도 중요하다. 타액이 음식물의 소화를 도울 뿐만 아니라, 타액에 포함된 항돌연변이원성(抗突然變異原性)의 활성에 의해서 음식물에 포함된 돌연변이원성이 제거된다고 생각하기 때문이다.

 암을 예방하는 식사법

세포 암화의 첫 단계는 청소년기부터 시작한다. 특히 어릴 때부터의 적절한 식사지도가 중요하다.
올바른 식사법은 음식물을 천천히, 잘 씹어 먹는 것이 중요하다.
침은 음식의 소화를 돕고 침에 포함된 항돌연변이원성이 활성화되어 음식물에 든 돌연변이원성을 제거하게 된다.

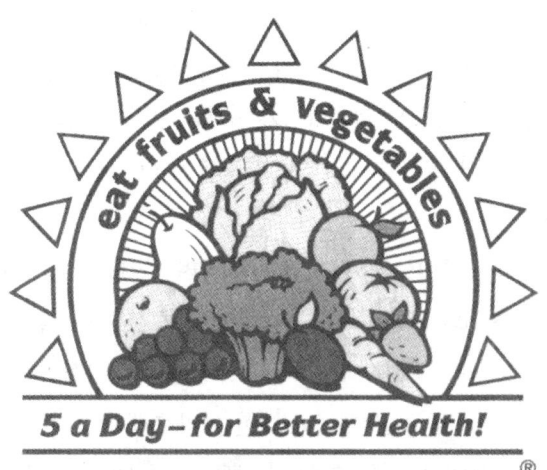

암 예방을 위해 야채나 과일을 매일 5가지씩 먹자는 미국의 캠페인

과일과 야채—하루에 5가지(The 5 a day)

야채 · 과일이 암 예방에 좋은 것은 우선 틀림없다. 야채 · 과일은 대부분 예외 없이 장기암의 발생을 억제한다. 할 수 있다면 야채 · 과일을 1일 5종류 이상은 먹어야 한다고 호소하는 '하루에 5가지(The 5 a day)' 운동이 현재 미국에서 널리 퍼지고 있다.

이것은 '건강증진계획(Better health program)'이라고 하여, 건강증진(Better health)재단과 미국국립암연구소(NCI)와 공동으로 진행되고 있다. 건강증진재단은 야채 · 과일을 될 수 있는 대로 많은 사람들이 먹도록 추진하기 위해서 두 기업을 모체로 한다.

이 계획은 실제로 어떻게 행해지고 있을까? 하나는 소매업자, 슈퍼마켓에서 야채 · 과일에 관한 광고지를 배포, 조리법 등을 제시하여, 언론매체에 광고 등을 삽입하여 지식 보급에 노력한다.

각각 공공단체도 교육효과를 올리는 노력을 한다. 미국국립암연구소는 공공단체를 기반으로 9개의 계획에 보조금을 내어, 초등학교, 고등학교에서 흑인사회, 임신부, 폐경기의 여성, 수유기의 여성, 문맹인들 등 각층의 공동단체를 대상으로 '하루에 5가지(The 5 a day)' 계획을 진행시키고 있다. 이와 같은 계획을 '지역단위' 사람들이 실행에 옮기게 하는 것은 과연 미국인답다.

그런데, 야채 · 과일의 암 예방효과에 관련된 이야기로서 야채는 녹황색 야채뿐만 아니라 무색에 가까운 야채도 유효성분이 충분히 있다는 점을 강조해 두고 싶다. 특히 양파, 마늘이 포함된다. 함유화합물(含硫化合物 : 유황원자를 가진 화합물)은 폐암에 대한 예방효과가 있다는 것이 실험으로 확인되었다. 야채의 종류를 염려할 필요없이 무엇이든지 먹으면 된다.

또, 요리법으로는 생 야채가 신체에 좋다고 알려졌으나, 생 야채보다 삶은 야채가 유효성분이 잘 용출되어, 항산화적(抗酸化的)으로 작용하는 활성은 작게는 몇 배에서 100배 이상 높다고 한다(구마모토대학 마에다〈前田浩〉 교수).

과일 · 야채가 좋은 것이 사실이라면 이론적으로는 어쨌든 그것을 섭취하는 것이 중요하다. 그렇지만, 왜 과일 · 야채가 몸에 좋은가를 알고 먹는 것도 필요하다.

주된 이유는 과일 · 야채에 포함된 유효물질 때문이다. 예를 들면 녹황색 야채에 포함된 카로티노이드, 레티노이드 외에 각종 비타민, 항산화물

 야채의 유효성

야채는 녹황색 야채뿐만 아니라 무색에 가까운 야채도 유효성분이 충분하다.

질(활성화된 산소분자인 활성산소의 활동을 중화하는 물질), 항변이원물질, 항촉진인자(암화의 진행을 억제하는 물질), 면역활성화물질, 무기질, 섬유 등 수없이 열거할 수 있지만, 그 밖에 아직 알려지지도 · 검출되지도 않은 것이 있을 것이다.

어쨌든 야채, 과일은 저칼로리이고 지방분도 적으면서 무기질이나 비타민은 풍부하다. 한 예로서 비타민 C는 간에서 만들어지는 발암물질을 해독하는 기능이 있어, 소화관 내에서 니트로소아민의 생성을 억제하는 기능이 있다. 따라서 비타민 C는 식도, 후두, 구강, 위, 직장, 유선, 자궁, 폐 등의 암을 억제한다.

비타민 D는 대장암을 억제하는 칼슘의 흡수를 돕는 기능이 있다. 비타민 D 그 자체는 항산화작용이 없지만 유방암, 대장암, 전립선암의 위해를 감소시킨다.

그런데 과일 · 야채가 신체에 좋은 것은 '유효물질' 때문일까? 과일 · 야채를 많이 섭취하는 사람은 결과적으로 식사에 의한 영양소(단백질, 지

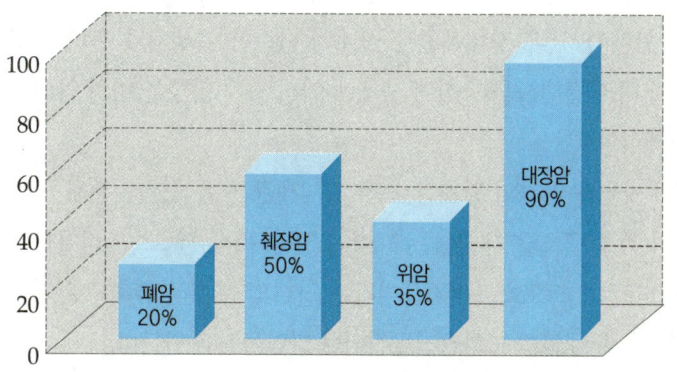

➡ 영양조절의 예방효과는 금연에 따른 예방효과만큼 크다

식사개선에 의한 암 감소율

방, 탄수화물)의 균형이 좋아진다든지, 식사 전체의 칼로리 섭취량이 적어지는 일은 없을까? 이러한 마음을 가진 사람은 운동도 잘하는 사람임에 틀림없고, 이러한 사람에게는 칼로리의 축적이 적다는 것도 좋은 결과를 초래하는 것은 아닐까?

또한 과일·야채를 많이 섭취하는 사람은 육류, 동물성지방 등, 암을 일으킬 가능성이 있는 식품의 섭취량이 상대적으로 적은 것은 아닐까? 이들 요소를 전부 더하면, 과일·야채가 신체에 좋은 원인은 유효물질만은 아닌 것 같다.

참고로 영양 개선에 따른 암 예방효과를 장기별로 추정한 돌(Doll) 박사 등의 연구가 있다. 이에 따라 식사개선을 한 결과 폐암은 20%, 유방암·췌장암은 50%, 위암은 35%, 대장암은 90%까지 줄었다고 추정하였다. 영양조절을 했을 때의 예방효과는 금연에 의한 암 예방효과와 마찬가지로 어떤 방법보다도 훨씬 우수하다는 것을 알 수 있다.

장내세균의 기능

암의 발생·증식에는 장내세균(장내에 약 100종, 100조 개의 세균이 있다)이 관계가 있다. 장내세균은 장내의 단순한 기생체가 아니라, 오히려 장관 내의 물질대사를 통하여 생체에 여러 가지 영향을 미쳐 암의 예방에도 관계한다.

장내세균과 암과의 관계는 우선 장내세균은 음식물을 통해 체내에 침입하여 각종 물질을 대사하는 능력이 있다. 특히 클로스트리디움 퍼프린젠스이라든가 크로스트리지움이라는 장내의 부패균(유해균)은 단백질이나 지질을 분해하여 노화촉진물질이나 발암물질을 만든다.

예를 들면 지방을 많이 섭취하면 대장암 등에 걸리기 쉬운데, 이는 지방을 소화하기 위해 간장에서 만들어진 담즙산이 포합담즙산(담즙)으로 분비되어, 이것이 장내세균에 의해서 2차 담즙산이 되어 발암에 관계하기 때문이다. 또한 단백질은 위나 장의 소화효소에 의해서 아미노산으로 분해되어 장관에서 흡수되지만, 이것도 일부 장내세균에 의해서 아민이라는 부패물질이 되어, 아초산염과 화합하면 니트로소아민이라는 강력한 발암물질이 된다.

장내세균과 암의 관계를 자세히 알기 위한 하나의 방법으로 장내에서 모든 세균을 없앴을 때에 암 발생이 어떻게 되는가를 살펴본 실험이 있었다. 전형적인 예로 사이카신(소철과 식물로 남쪽 지방의 전분식품)은 보통 쥐에게 먹이면 간·신장·대장암 등이 발생하지만, 장내를 완전히 무균으로 한 무균 쥐에서는 암은 발생하지 않는다. MNNG(소화관암을 만드는 강력한 발암물질)에 의한 발암도 무균 쥐와 보통 쥐에서는 분명히 차가 있다. 이러한 실험들은 모두 장내세균이 발암에 크게 관여한다는 사실을 나타내는 것이다.

장내세균은 암의 발생을 촉진하는 유해한 부패균만 있는 것은 아니다. 부패균에 길항하는 유용균이라고 불리는 세균으로 유산균이나 비피더스균 등도 있다. 100종이나 되는 장내세균 중에서 어떤 장내세균이 좋은지 나쁜지를 정하는 한 방법으로 앞에서의 무균 쥐에게 실험 대상인 균을 1종이나 2종을 넣어 그 결과 암이 발생하는지 여부를 조사하는 것이다. 이 실험결과 유용균이 장내에서 발암물질을 무독화하거나 발암물질을 만드는 효소활동을 억제하거나, 또는 장 운동을 촉진하여 발암물질을 분변과 같이 배설시키는 등의 기능이 있다는 것이 밝혀졌다. 그 밖에 유용균에는 면역을 강화하는 기능도 있다.

이와 같이 장내에는 유용균과 유해균이 세균총(細菌叢)을 만들어 인간에 대해 서로 상반되는 입장을 취하고 있다. 여기서 어떻게 유해균을 죽이고, 유용균을 늘릴까 하는 것은 암의 예방, 특히 대장암의 예방에는 대단히 중요한 일이다.

이를 위해 일상생활에서 할 수 있는 것은 식물섬유를 많이 섭취하는 것이다. 식물섬유는 소화효소로 가수분해되지 않는, 주로 식물에서 추출되는 당류로 지금까지 의학적으로 관심의 대상이 아니었지만, 유해균의 증식을 억제하고 유용균을 증식하여 인간에게 유익한 기능을 하는 것이 밝혀지고 있다. 또한 장의 운동을 활발하게 하여 변통을 좋게 하면, 발암물질이 변에 흡착되어 체외로 배출되어 대장암의 예방에 기여한다. 식물섬유는 동양식에 많이 포함되어 있고, 특히 섬유가 많은 야채나 현미밥을 먹으면 유용균이 증가한다. 유용균은 각종 경구제제로도 판매되고 있다.

한편, 유해균을 증식시키지 않으려면 우선 고기 · 지방을 과식하지 않아야 한다. 즉 유용균에 이로운 상황이 되도록 주의하면 좋다. 만일 유해균이 우세해지면 활성산소가 만들어져 그 영향은 장으로부터 간에 미친다. 활성산소는 담배나 스트레스 등 여러 가지 원인에 의해서 만들어지지만(후술), 그중에서도 특히 유해균 우위(이상발효)의 장내에서 만들어지는 것이 가장 큰 발생원이라고 알려져 있다.

나이가 많아지면 인간의 장내에서는 유용균이 줄고, 유해균이 늘어나는 경향이 있다. 이것과 병행하여 NK(natural killer) 세포의 면역활성도 저하한다. 또한 연령에 관계없이 강한 스트레스가 작용하면 유용균이 줄고, 유해균이 증가한다는 보고도 있다. 장내 유용균과 유해균의 균형은 음식물뿐만 아니라, 안팎의 여러 환경적 영향을 받는다. 더욱이 영향을 받은 장내세균은 이번에는 대장암을 비롯하여 여러 가지 암 발생에 영향을 준다. 생각해 보면 암뿐만 아니라 생체의 항상성(homeostasis) 자체가 장내세균을 중심으로 회전하고 있는 것처럼 보인다.

열량 제한─다이어트는 필요할까?

최근 열량을 제한함으로써 건강한 장수를 기대할 수 있다는 여러 가지 발표가 주목을 받았다. 도화선 역할을 한 위스콘신대학의 R. 와인드루크(Weindruch) 박사에 따르면 2년밖에 살지 못하는 쥐에게 열량을 제한하면 3년, 4년으로 수명이 연장되었다고 한다. 더구나 나이를 먹어 부실한 상태의 장수가 아니라, 젊은 때의 상태가 길게 계속된다는 것이다.

열량은 제한하지만 단백질, 무기질 등 필요한 것은 충분히 공급하기 때문에, 가령 30%에서 40%의 열량을 줄이더라도 신체의 성장이라든가 유지에는 어떤 장해도 없다. 오히려 신체도 가벼워져 활동성도 증가한다. 생쥐, 쥐, 원숭이 등 몇 가지의 동물종의 실험으로 충분히 입증되었다.

열량제한효과를 인간에게 바로 적용할 수 있는지의 여부는 잘 모르지만, 역학적 자료로부터 사람에게서도 동물실험과 같은 효과가 있을 거라 생각한다.

어떤 연령에서 열량제한을 시작하면 효과가 있을까? 어른이 되어서부터 시작하였다면 너무 늦다고 생각되지만, 와인드루크 박사의 연구에 의하면 생쥐에게 생후 19개월부터 열량제한을 하더라도 기대하는 장수는 얻을 수 있었다. 인간의 경우에도 중노년에 시작해도 늦지 않다고 할 수 있다.

열량제한이 왜 젊은 상태를 연장시키는가 하면, 불대전자(free radical : 활성산소 중 수퍼옥시드, 하이드록시 라디칼과 같은 반응성이 강한 불대전자)의 생성이 억제되기 때문이라고 추정할 수 있다. 사람의 노화는 불대전자가 세포의 미토콘드리아에서 만들어지고, 이것이 세포의 유전자에 상처를 내기 때문이다. 열량제한을 하는 동물 세포의 미토콘드리아에서는 불대전자 생성량은 열량제한을 하지 않았을 때보다 훨씬 줄어들며, 실제로 유전자의 손상률도 줄어든다.

인간은 맛있는 것을 많이 먹고, 장수하고 싶어한다. 그러므로 미식을 해도 불대전자의 생성을 억제하는 것과 같은 항산화제(비타민 E · C 등)를 충분히 섭취하면, 열량제한을 하였을 때와 마찬가지로 장수를 할 수 있을 것이라 생각하기도 한다. 그러나 실제는 그렇지 않다. 또한 육체적인 운동이 열량제한과 비슷한 효과가 있지만, 열량제한이 다른 모든 것보다 중요하다.

또 하나 중요한 점은 열량제한이 확실히 장수를 가져다 주었지만, 음식물의 음미도 중요하다. 허용된 범위의 열량을 어떤 음식물로부터 섭취했는가에 따라 보다 더 장수를 누릴 수 있을지도 모른다. 필요열량을 야채 · 과일, 곡류로부터 많이 얻은 경우와 식육 · 지방으로부터 많이 얻은 경우는 암의 발생과 장수에서 다른 결과를 초래할 것이다.

그렇다 해도 30%의 열량을 제한한다면 나머지 70~80%만 먹어야 하기 때문에 힘든 일이다. 그러나 실제로는 열량이 높은 식품을 피하는 것만으로도 상당히 열량제한을 할 수 있다. 와인드루크 박사 자신이 상당히 건강하지만, 단 것, 지방(햄버거, 프라이드치킨, 감자튀김 등 튀김류)은 될 수 있는 한 피하고, 또한 매일 운동을 하여 섭취 열량을 충분히 소비한다고 한다.

단지 주의할 것은 현재 일본인의 섭취 열량은 평균 2,200kcal이고, 이것은 이미 서구인의 30% 제한과 대략적으로 같은 열량인 것이다. 비만인 사람을 제외하고 일본인이 미국인을 따라 지금 당장 다이어트를 할 필요는 없다.

신체적인 운동―신체활동은 질병을 예방할까?

신체적인 운동을 하지 않으면 비만, 심장병, 고혈압, 동맥경화 외에 고지혈증, 당뇨병, 소화성궤양, 자율신경실조증 등을 일으키기 쉽다. 게다가 불면증, 두통, 요통, 나른함, 어깨 결림, 변비, 호흡곤란 등의 증상을 일으킨다. 또한 운동부족은 뼈조직의 역학적 부하의 감소로 골성분 누출이 일어나, 누워서 지내야 하거나 골다공증의 유발원인이 된다.

　'운동'이라면, '스포츠' 같은 심한 신체의 움직임을 연상하여, 스포츠를 안 하면 건강하지 않다는 오해를 하는 경향이 있다. 그러므로 오해를 피하는 의미로 스포츠라든가 운동이라는 말을 사용하지 않고, 단지 '신체활동'이라는 표현이 좋다는 사람도 있다. 요컨대 신체를 잘 움직이면 되는 것이다. 일상의 부지런한 일도 좋고, 매일 아침 체조도 좋다. 가볍게 땀이 날 정도로 신체를 움직이는 것과 산보하는 것도 좋다.

　신체활동은 왜 좋을까? 잘 걷는 사람은 모두 장수한다. 장수하기 때문에 걸을 수 있다고도 할 수 있지만, 의학적으로 인과 관계가 있다.

　신체활동(이 책에서는 단지 운동이라고 부른다)을 하면 폐호흡이 활발해져 폐에서 혈액에 많은 산소를 보내 심폐기능이 높아져 혈액순환도 좋아진다. 다리와 허리의 근육도 단련되고, 에너지소비가 진행된다. 또한 운동을 하면 혈관수축성 호르몬(noradrenalin) 분비를 억제하기 위해, 혈압을 내리는 아미노산(타우린)이 증가하여 혈압은 정상으로 유지된다. 운동은 동맥경화의 원인이 되는 유해콜레스테롤(LDL)을 제거하여, 유용콜레스

신체활동의 좋은 점

신체활동을 하면 폐호흡이 활발해져 폐에서 혈액에 많은 산소를 보내 심폐기능이 높아져 혈액순환도 좋아진다. 다리와 허리의 근육도 단련되고, 에너지소비가 진행된다. 또한 운동을 하면 혈관수축성 호르몬(noradrenalin) 분비를 억제하기 위해, 혈압을 내리는 아미노산(타우린)이 증가하여 혈압은 정상으로 유지된다. 운동은 동맥경화의 원인이 되는 유해콜레스테롤(LDL)을 제거하여, 유용콜레스테롤(HDL)을 증가시키는 기능도 한다. 무엇보다 운동으로 땀을 흘리면 기분이 좋아져 스트레스 해소에도 도움이 된다.

테롤(HDL)을 증가시키는 기능도 한다. 무엇보다 운동으로 땀을 흘리면 기분이 좋아져 스트레스 해소에도 도움이 된다.

운동은 비만의 해소나 당뇨병의 치료에도 효과적이다. 체지방을 감소시키려고 식사제한을 하더라도, 당질을 소모시키는 만큼의 식사제한으로는 체지방은 감소하지 않는다. 체지방은 가벼운 운동을 장시간 계속함으로써 감소한다. 또한 운동은 근육의 당을 흡수하여 탄수화물대사를 개선한다. 당뇨병도 식사요법만으로 불충분하고 여기에 운동요법이 따르지 않으면 안 된다.

최근 암의 예방에 운동이 효과가 있다고 알려졌다. 운동하는 사람에게는 대장암이 적다. 어째서 운동은 대장암을 예방할까?

운동은 NK 세포의 활성을 상승시키는 등 면역을 높이는 것이 첫째 이유이다. 더욱이 지질이나 담즙산 대사를 개선하여, 장의 연동운동을 촉진하여, 변의 장내 체류시간을 단축하여 배변을 촉진한다. 배변을 촉진한다는 것은 변에 포함되는 발암물질의 배출을 빠르게 하는 것이기도 하다. 변의 pH를 조정하여 장점막의 프로스타글랜딘 E2(면역억제물질의 하나, PGE_2)의 산출을 억제하는 것도 대장암의 예방으로 이어진다. 운동에 의해 세포의 유전자 손상을 감소시켜, 항산화기능이 증가하는 것도 대장암 예방에 유효하게 작용한다.

대장암뿐만 아니라, 운동은 전립선암 예방에도 좋다. 테스토스테론의 생성을 억제하기 때문이다.

적당한 운동은 나아가 유방암, 자궁내막암, 난소암도 억제하는 것으로 추정된다. 운동은 지방 소비로써 에스트로겐의 과잉 상태를 조정하여, 지방의 체내 분포를 개선한다. 에스트로겐이 지방조직에서 체외로 방출됨에 따라, 에스트로겐이 관계하는 암의 발생 가능성을 감소시키는 것 같다. 폐암 예방효과가 있다는 사람도 있다.

운동이라 해도 운동의 종류와 강도, 운동시간도 다르고, 개인차도 있다. 어쨌든 즐겁게 할 수 있는 운동이면 좋다. 노동자가 심한 노동을 할 때, 이것이 과연 운동의 효과로서 기대할 수 있는가에 관한 보고는 없었다. 스스로 즐겁게 할 수 있는 운동보다 좋은 것은 없다.

단지 지나친 운동은 좋지 않을지도 모른다. 심한 운동은 드물지만 돌연사 등 큰 사고의 원인이 될 수 있기 때문이다. 이것은 과격한 운동으로 과잉의 활성산소가 만들어지기 때문일 수도 있다. 과잉의 활성산소는 암을 비롯하여 여러 가지 질병의 원인이 되는 것으로 알려져 있다. 그러나 한편에서는 심한 운동이라도 신체에 좋다는 의견도 있다. 이렇게 되면 활성산소를 내는 운동이 신체에 좋다는 모순된 이야기가 될지도 모르지만, 이것은 다음과 같이 설명할 수 있다. 즉 스포츠와 같은 심한 운동은 활성산소를 내므로 그 과잉 생산은 확실히 나쁘지만, 심한 운동이라도 결점을 상쇄하고도 남을 만큼 좋은 면이 많기 때문이다. 운동을 계속하는 사람은 시간과 기분이 여유가 있든지, 생활의 리듬이 있는 사람들이 많다. 담배와 술

 운동의 암 예방효과

최근 암의 예방에 운동이 효과가 있다고 알려졌다.

운동은 NK 세포의 활성을 상승시키고 면역을 높이는 등 세포의 유전자 손상을 감소시켜, 항산화기능이 증가하여 대장암 예방에 유효하게 작용한다.

운동은 대장암뿐만 아니라, 전립선암 예방에도 좋다. 테스토스테론의 생성을 억제하기 때문이다.

적당한 운동은 나아가 유방암, 자궁내막암, 난소암도 억제하는 것으로 추정된다.

운동은 지방 소비로써 에스트로겐의 과잉 상태를 조정하며, 지방의 체내 분포를 개선하여 에스트로겐이 지방조직에서 체외로 방출됨에 따라, 에스트로겐이 관계하는 암의 발생 가능성을 감소시켜 폐암에도 예방효과가 있다고 한다.

을 하지 않는 사람이 많고, 식사에도 주의하는 사람이 많다.

즉 운동이 신체에 좋다는 것은 운동 그 자체의 효과는 물론이고, 이에 따른 효과도 무시할 수 없기 때문이다. 더구나 이들의 긍정적 효과는 운동으로 우려되는 결점(활성산소에 의한 것이라고 해도)을 상쇄하고도 남을 만큼 좋다고 생각하면 정리가 된다. 주의할 것은 어느쪽이든 본인에게 잘 맞는 운동을 하는 것이다.

❷ 암 발생 가능성을 높이는 것들

암의 발생 가능성을 높이는 것은 많지만, 그 대표적인 것이 담배이다. 담배는 식품은 아니지만, 단일 품목으로 모든 장기의 암 발생 가능성을 높인다(자세한 것은 91쪽 참조). 한편 식품으로는 지방(식육제품 등을 포함함), 소금, 알코올이 의심된다(〈표 4〉).

태운 고기나 생선은 피해야 할 식품 중 하나이다. 탄 부분에는 헤테로사이크릭아민이라는 변이원성물질이 있어, 이것이 암의 원인이 된다는 것이 일본국립암센터의 명예총장 스기무라(杉村隆) 박사 등에 의해서 알려졌다. 따라서 고기나 생선의 숯불구이 등은 주의해야 한다. 그 밖에 훈제식품도 주의하는 것이 좋다. 곰팡이가 핀 식품도 요주의 식품이다(〈표 2〉의 14조항 참조).

지방의 과량섭취

지방성식품은 많은 식품 중에서 심근경색, 당뇨병, 암 등의 생명과 관계가 깊은 만성병의 발생 가능성을 높이고, 비만의 원인이 된다. 지방의

<표 4> 암 예방을 위한 생활—발생 가능성을 높이는 요인

	알코올	소금·염장식품	육류	달걀	과자	총지방 동물성지방	콜레스테롤	우유·유제품	설탕	뜨거운음식	커피	곰팡이등	비만	체격·조숙등	담배
구강·인두	↑↑↑									↑					↑↑↑
비인두		↑↑↑													↑↑
후두	↑↑↑														↑↑↑
식도	↑↑↑									↑					↑↑↑
폐	↑					↑									↑↑↑
위		↑↑			↑										
췌장			↑				↑								↑↑↑
담낭													↑		
간	↑↑↑											↑↑			
대장·직장	↑↑		↑↑	↑	↑	↑		↑					↑	↑	↑
유선	↑↑		↑			↑							↑↑	↑↑↑	
난소															
내막						↑							↑↑↑		
자궁															↑↑↑
전립선			↑			↑		↑							
갑상선															
신장			↑					↑					↑↑		↑
방광											↑				↑↑↑

(↑은 발생 가능성을 높이는 것, ↑↑이나 ↑↑↑은 그 작용이 현저한 것)

과다섭취는 건강상, 미용상으로 좋지 않다.

지방이 나쁘다고 해도 지방의 종류, 실제로 먹은 양에 따라 그 정도가 다르다. 최근 지방에 대한 관심도 높고, 동물성 지방은 될 수 있는 한(특히 심근경색 예방을 위해, 식물성지방이라도 오래되어 산화된 것 같은 기름, 튀김 음식) 주의하는 편이 좋다.

왜 지방이 나쁠까? 확실하지는 않으나, 지방의 과다섭취가 혈중의 에스트로겐 생성을 높이기 때문이라고 생각한다. 사실 에스트로겐이 발암성을 높이는 것은 이미 알려져 있다. 또는 지방의 과다섭취가 신체의 면역력 유지에 중요한 면역 세포의 활동을 억제하는 억제인자(suppressor) 세포(일부의 T세포, macrophage 등)의 활동을 높인다고 알려져 있다.

"동물성지방은 신체에 나쁘지만, 식물성지방은 콜레스테롤 수치를 낮추기 때문에 신체에 좋다"라고 생각한 적이 있다. 일찍이 심근경색이나 암으로 사망한 것은 동물성지방이 나쁘기 때문이고, 반대로 식물성지방(특히 linoleic acid계열의 것)을 섭취하면 이들 병도 줄어들 것이라는 기대가 있었다. 그런데 사실은 반대였다. 핀란드(Finland)의 연구에서 동물성지방을 섭취하는 사람들과 동물성지방을 섭취하지 않고 식물성지방으로 바꾼 사람들을 비교하면, 심근경색은 5, 10, 15년 경과 후, 식물성지방을 섭취한 사람에게 오히려 많았다. 미국의 연구도 식물성지방으로 바꾸었으나 심장병 사망과 암은 감소하지 않고 증가하였다.

식물성지방을 살펴보면, 성분이 불포화지방산이지만 그 가운데 다가(多價)불포화지방산인 리놀레산(linoleic acid)과 α리놀렌산(α-linolenic acid)이 들어 있다.

리놀레산과 리놀렌산은 비슷한 이름이지만, 분자구조나 체내에서의 활동 등은 매우 다르다. 현재 시판되는 식물성지방은 대부분 리놀레산을 주성분으로 하는 ω-6 지방산(옥수수유, 면실유 등)으로 신체 유지에 필수적이지만 과다 섭취하면 심근경색을 일으키거나, 암 발육을 촉진하기도 한다. 유익하다고 알려진 리놀레산은 과다섭취하면 오히려 유해한 것이었다. 그리하여 좋은 식물성지방을 조사해 보니 ω-3지방산인 α리놀렌산이 발견되었다. 대표적인 것으로 들기름, 어류의 기름 등으로 주성분은 ω-3지방산이다. 대표적인 ω-3지방산으로 DHA(Docosahexaenoic acid),

EPA(Eicosapentaenoic acid)가 있다.

ω-6 지방산은 단독으로는 유해하지만, 리놀레산과 리놀렌산의 혼합비율을 조절하면 유해하지만은 않다. 나고야 시립대학 약학부의 오쿠야마(奥山治美) 교수는 식품으로 둘의 비율을 3 : 1정도 섭취하면 질병 예방효과가 충분하다고 한다. 더욱이 전통식을 연구하는 미국의 시모플라즈(Simoplase) 박사는 1 : 1의 비율이 바람직하고, 지금까지와 같이 리놀레산만을 과다섭취하는 것은 좋지 않다고 하였다.

왜 리놀레산이 동맥경화, 심근경색, 암의 촉진인자가 되는가 하면, 리놀레산은 아라키돈산(arachidonic acid)이 되어 이것이 혈전을 만들기 쉬워 동맥경화와 심근경색의 원인이 되기 때문이다. 아라키돈산은 PGE$_2$을 산출하여 특정 부위의 면역력을 저하시켜 암 중에서도 서구에 많은 유형의 유방암, 대장암, 췌장암 등을 만들기 쉽다고 한다. α리놀렌산에는 그와 같은 기능은 없다.

식물유의 정제도 문제가 된다. 식물유는 정제하면 할수록 항산화작용이 약해져서 항산화작용에서 보면 정제하지 않은 것이 바람직하다(구마모토대학 마에다〈前田〉 교수). 단일불포화지방산인 올리브유(virgin olive oil)는 정제하지 않아서 좋은지도 모른다. 정제하지 않았을 때 더 좋은 것은 식물유뿐만 아니라, 쌀, 보리도 마찬가지로 종자 보존에도 필요한 유효성분은 현실적으로 대부분 버리는 부분에 들어 있다.

옛날부터 동물성, 식물성을 막론하고 총지방량의 섭취를 제한하자는 움직임이 있었다. 음식물 중의 지방섭취량을 유럽은 35% 이내로, 미국은 30% 이내로, 일본은 25% 이내로 제한하려고 했다. 다만, 음식물 전체의 열량 총섭취량이 과다하면 결과로서 체내에 지방이 축적되기도 하여 지방만을 유해하게 보는 데 대한 반론도 있다.

지방섭취제한이란 말은 쉽지만 실천하기는 어렵다. 그 이유는 지방은 맛이 좋고, 많은 식품의 맛을 내는 데 기본요소로서, 문명생활에서 고급스러워진 인간은 지방의 맛을 잊을 수 없기 때문이다. 예를 들면 아이스크림의 맛, 우유의 맛, 초밥의 기름기 많은 참치의 맛 등 전부 지방의 질과 양에 의존한다고 할 수 있다.

지방과다섭취의 대책은 지방을 섭취하지 않든지, 지방 대신에 '인공지방'을 개발해 나가는 수밖에 없다. 지방을 먹고 싶지만 생명도 소중한 것이다. 최근 상품화된 '인공지방'의 맛은 진짜 지방과 다르지 않고, 열량은 없다. 현재 세계적으로 30종 정도의 인공지방(예를 들면 오레스테라 등)이 나와 있다.

과식과 음식 궁합

앞서 이미 열량제한이 장수를 가져올 가능성에 관해서 서술하였지만, 여기서는 반대로 과식(열량의 과잉섭취)의 폐해에 대해 다뤄 보겠다. 과식은 첫째로 식품 중에 함유된 발암물질의 총섭취량을 많게 하고, 또한 세포의 대사를 촉진하여, 세포분열을 촉진하는 작용을 한다. 이러한 세포는 유전자 장해를 일으키기 쉬워 결과적으로 암과 결부된다.

그래도 배불리 먹고 싶은 것도 인간의 자연스러운 욕구이다. 과식하면 비만이 된다. 비만은 암의 발생률을 높여, 비만 정도에 따라 암 발생 가능성이 높아진다. M. 힐(Hill) 박사에 의하면 여성 비만이 140 이상으로 진행되면 담관암(3.58배), 자궁내막암(5.42배) 외에, 대부분의 장기암 발생 가능성이 높아진다.

왜 비만은 암의 발생 가능성을 높일까? 비만은 지방이 체내에 축적되어 일어나지만, 결국 지방의 과잉섭취는 에스트로겐작용의 상승, 면역활성의 저하 등 암의 원인을 제공하기 때문이다.

모든 것이 개인차와 정도의 문제가 있다. 과식해도 장수하는 사람이 많으므로 단정할 수는 없다. 식품 중에서 식육제품의 과다섭취는 신체에 좋지 않지만, 적정량을 섭취하면 위암, 간경변, 간암의 유발 원인을 예방하는 데 바람직하다. 따라서 상황에 따라 좋은 것은 섭취하고 나쁜 것은 피하여 균형을 생각하되, 그에 대해 걱정이 너무 지나쳐서는 안 된다.

과식은 좋지 않지만 '음식궁합'은 생각해 볼 만하다. 옛날에는 장어와 매실 절임, 문어와 고사리, 튀김과 수박, 게와 표고버섯, 돼지고기와 생강을 같이 먹어서는 안 된다고 하였다. 당시에는 기름기 있는 것이나 소화가 안 되는 식품, 찬 음식이나 수분이 많은 음식을 함께 먹는 것이 몸에 좋지 않다는 단순한 생각 때문이었다.

최근에는 음식궁합은 별로 얘기하지 않지만, 원리는 지금도 살아 있다. 하지만 옛날 같은 식품과 식품의 궁합이 아니라, 두 개 성분의 궁합이다. 유명한 것은 아초산과 2급 아민의 배합으로, 이 두 물질이 함께하면, 위에서 N-니트로소아민(N-nitrosoamine)이라는 발암물질이 만들어진다. 식품을 예를 들면 아초산을 함유하는 절임 야채(절임을 함으로써 초산염이 환원되어 아초산이 됨)와 2급 아민이 들어 있는 생선을 함께 먹으면 위에서

 음식궁합

최근의 음식궁합은 식품과 식품의 궁합이 아니라, 두 개 성분의 궁합이다.
예를 들면 아초산을 함유하는 절임 야채와 2급 아민이 들어 있는 생선을 함께 먹으면 위에서 발암물질이 된다.
최근에는 '하루 30품목 이상'을 먹는 것이 바람직하다고 권장하고 있다. 음식궁합에 맞지 않는 위험보다도 모자라는 것을 상호보완하여, 질병을 예방하는 장점이 강조되는 것이다. 현대인의 건전하고 풍족한 식생활이란 수퍼옥사이드 디스뮤타제(SOD) 활성이 높아지도록 과식이나 편식하지 않고 골고루 많이 맛있게 먹는 것이다.

발암물질이 된다.

그런데 실제로는 어떨까? 아초산은 과거에는 청어알이나 명란의 맛깔스러운 색을 내는 데 사용되었지만, 지금은 거의 사용하지 않는다. 오히려 야채의 비타민 C 등의 항산화물질이 니트로소아민의 발암성을 억제한다고 한다. 야채와 생선은 일본인이 좋아하는 일본 음식의 대표적 원료이고, 함께 먹는 것은 대단히 좋다.

암이나 심근경색을 일으키는 원흉으로 세포의 산화작용을 들 수 있다. 산화작용은 유전자에 상처를 입히기 때문이라고 생각되지만, 이 산화작용을 억제하는 효소도 있다. 그 하나가 SOD(superoxide dismutase, 수퍼옥사이드 디스뮤타제)이다. SOD가 항산화적으로 기능하기 위해서는 칼슘, 마그네슘, 아연, 셀레니움(Selenium)등 미량 원소의 중재가 필요하다. 이들 원소는 여러 가지 해산물, 임산물에 미량으로 함유되어 있다. 따라서 편식하는 일 없이 이런 식품을 고루고루 섭취하는 것이 중요하다.

최근에는 '하루 30품목 이상'을 먹는 것이 바람직하다고 권장되고 있다. 음식궁합에 맞지 않는 위험보다도 모자라는 것을 상호보완하여, 질병을 예방하는 장점이 강조되는 것이다. SOD의 활성이 높은 동물종일수록 장수한다고 알려져 있다. 현대인의 건전하고 풍족한 식생활이란 SOD 활성이 높아지도록 과식이나 편식하지 않고 골고루 많이 맛있게 먹는 것이다.

술은 좋을 수도 있고 나쁠 수도 있다—양날의 칼

1991년의 어느 날 미국의 CBS TV가 "프랑스인은 치즈, 버터, 고기도 많이 먹고 담배도 피는 데 비해 왜 심근경색이 적을까?" 이 이상한 현상을 "프랑스의 불가사의(French paradox)라 하고, 그 원인으로 프랑스인이 적포도주를 잘 마시기 때문이라고 생각된다"라는 이야기를 소개하였다.

암(癌)! 예방이 최선이다

또한 와인이 몸에 좋은 근거로 적포도주에 포함된 폴리페놀 등에 의한 항산화작용(특히 활성산소의 활동을 억제하는 SOD 활성 등)이 있기 때문일지도 모른다고 보도하였다.

SOD는 앞에서 말한 것처럼 수퍼옥사이드라는 활성산소(산소 라디칼)의 기능을 억제하는 효소를 말한다. 활성산소는 동맥경화, 암 등 질병의 공통원인이라고 생각된다. 이것이 세포의 유전자에 상처를 입히는 것(돌연변이를 일으킨다)에 따라 여러 가지 질병을 일으키나 SOD는 활성산소의 활동을 억제한다.

이 프로그램이 방송된 후, 미국의 적포도주가 많이 팔리기 시작했다고 한다. 그리고 전세계에 포도주붐을 일으키는 계기가 되었다.

폴리페놀 등에 의한 항산화작용(SOD 활성)은 다른 종류의 포도주에서도 볼 수 있으나, 적포도주에서 강하다고 한다. 더구나 그것들의 함량이라든가 활성의 강도는 산지, 상표, 생산연도 등 여러 가지 조건에 따라 달라진다.

그렇지만 포도주를 마실 때 이렇게 세세하게 어려운 화학물질의 존재를 염려하면서 마시는 사람은 없다. 맛이 좋고 즐겁게 마시면 좋은 것이다.

술과 암

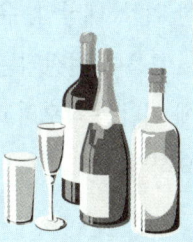

- 술은 암의 원인 중 30%를 차지한다. 술이 암을 일으키는 이유는 세포분열을 촉진하고 암의 원인이 되는 활성분자의 생성과 비타민 A, 면역계 활동을 억제하기 때문이다.
- 도수가 높은 술은 위암, 대장암, 유방암, 식도암의 원인이 되기 쉽고 담배와 함께하면 머리경부암, 간암 발생 가능성이 14배나 높아진다.

그러므로 적포도주에 한하지 않고 백포도주, 정종, 소주라도 좋다. 사실 적당량의 저녁 반주를 즐기는 사람은 장수한다고 한다. '술은 만능의 약', '백약의 으뜸'이며 알맞게 마시는 한 성인병을 예방하여, 장수하게 한다.

적포도주의 효용은 폴리페놀(SOD 활성)만도 아닌 것 같다. 아마도 술을 마시는 분위기가 일로 생긴 스트레스를 풀어 주고, 주위의 사람들이나 가족과의 편안함을 가져오기 때문이지 않을까? 앞에서 서술한 '프랑스의 불가사의'도 어쩌면 그들이 시간을 충분히 들여 즐겁게 식사를 하는 여유 있는 분위기 때문인지도 모른다.

적포도주가 아무리 신체에 좋다고 해도 과음하면 좋을 리가 없다. '지나친 것은 부족함만 못하다'라는 말처럼 오히려 역효과이다.

술을 과음하면 왜 나쁠까? 술은 체내 대사과정에서 아세트알데히드 (acetaldehyde)가 되는데, 이것에 발암성이 있다. 또 맥주는 미량이지만 니트로소아민을 포함하고, 버본, 브랜디 등은 우레탄(urethane)을 함유한다. 엄밀히 말하면 술은 발암성물질이다. 일찍이 돌(Doll) 박사 등의 조사보고에서도 모든 암의 원인 중 3.0%는 술이라고 추론하였다. 애당초 술은 세포분열을 촉진하거나 암의 원인이 되는 활성분자의 생성을 억제하는 비타민 A의 활동을 억제한다. 또한 술은 면역계의 활동을 억제한다.

도수가 높은 술은 식도암의 원인이 되기 쉽고, 술과 담배를 함께하면 머리경부암이나 간암의 발생 가능성이 14배에 이른다는 보고도 있다. 또한 위암, 대장암, 유방암의 원인이라고도 알려져 있다.

효용이 선전되는 적포도주도 양날의 검이다. 주류 광고가 넘치는 현대에 비난을 각오하고 말하지만 술을 과음하지 않고 적당히 즐기는 것이 중요하다.

암(癌)! 예방이 최선이다

❸ 양생훈을 재평가한다

'좋다' 는 것의 진위—일단은 의심해 보자

지금 시중에서 몸에 '좋다' 고 하는 것(예를 들면 건강식품)이 많다. 이것을 먹으면 암에 효과가 있다든지, 장수한다고 한다. 그런데 이 '좋다' 거나 몸에 '든다' 고 말하는 것의 의미는 의외로 애매하고, 과학적으로 불확실한 것이 많다. 기분상 좀 좋은 것 같다는 암시적인 것부터, 그 사람에게 정말로 좋다고 과학적으로 정확하게 실증된 것까지, 그 내용을 살펴보면 옥석이 가려져 있지 않다.

요즘 각광을 받는 DHA(docosahexanoic acid)는 상품으로 판매되고 있다. 실제도 DHA를 먹으면 머리가 좋아진다든지, 대장암의 예방에도 좋다면 DHA를 많이 함유한 참치의 기름진 곳 등은 초밥의 재료뿐만 아니라 건강식품으로 많이 판매해도 좋을 듯하다. 이것은 그저 일례에 지나지 않는다. 이런 이야기를 들으면 귀가 솔깃해지는 것이 인간의 자연스런 마음이다. 그러나 이렇듯 몸에 '좋다' 는 이야기에는 특히 주의가 필요하다.

몸에 '좋다' 는 것의 진위

사람에게 '좋다' 고 증명된 것이라 해서 모든 사람에게 반드시 좋은 것은 아니다. 개인차가 있기 때문이다.

개인은 집단 속의 한 사람이지만 인간집단 그 자체는 아니다. 그러므로 '좋다' 는 것이 가령 인간집단으로 증명되었다 해도 반드시 어떤 개인에게 '좋다' 고 단언할 수는 없다. 다시 말해 같은 영양소가 몸속에 들어왔어도 그것이 어떻게 소화, 흡수되어 어떠한 대사 과정을 거치는지, 그 결과 인체에 어떠한 영향을 미치는지 엄밀하게는 개인마다 다르기 때문이다.

'좋다'는 소문만이 무성해서는 안된다. 그것이 정말로 좋은 것인지, 가령 '좋다'면 무엇에, 얼마나, 왜 좋은지를 분명히 해 두어야 한다.

정말로 좋은지 여부를 알기 위한 간단한 방법으로 그 식품이 시험관 내 실험이나 동물실험으로 시험된 적이 있는지, 만일 시험되었다면 어떤 효과가 있는지를 알아야 한다. 경우에 따라 생산자에게 직접 물어 보기도 해야 한다. 대단히 번거로운 일이지만, 이것이 최종적으로 '좋다'고 할 수 있는지 그 진위를 아는 것이 가장 확실한 방법이다.

그 다음으로 가능하다면, '좋다'는 것이 과연 인간에게 사용해도 '좋다'라는 과학적인 자료가 나와 있는지를 확인하는 것이다. 만일 여기에서도 납득할 수 있는 자료가 준비되었다면 이 '좋다'는 것은 정말로 안심하고 사용해도 좋다. 그러나 이러한 실험 과정을 정확하게 거친 것은 의외로 적은 것이 현실이다.

더욱 엄밀하게 말하면 사람에게 '좋다'고 증명된 것이라 해도, 이것이 어떤 사람에게 실제로 '좋다'고 해서 모든 사람에게 반드시 좋은 것만은 아니다. 개인차가 있기 때문이다. 개인은 집단 속의 한 사람이지만 인간집단 그 자체는 아니다. 그러므로 '좋다'는 것이 가령 인간집단으로 증명되었다 해도 반드시 어떤 개인에게 '좋다'고 단언할 수는 없다.

다시 말해 같은 영양소가 몸속에 들어왔어도 그것이 어떻게 소화, 흡수되어 어떠한 대사의 과정을 거치는지, 그 결과 인체에 어떠한 영향을 미치는지 엄밀하게는 개인마다 다르다. 그렇기 때문에 '좋다'는 것이 궁극적으로 한 사람 한 사람에게서 실증되지 않으면 안 된다. 이것은 '영양학'이 밝혀야 할 과제이다.

상식의 큰 거짓말?— 무리한 예방의 반성

폐암은 흡연자에게 많지만 야채를 많이 섭취하는 사람에게는 많지 않다는 역학적 자료에 의해 야채에 포함되는 베타 카로틴을 사용한 암 예방 실험이 진행되어 왔다.

사실 지금까지 미국 각지에서 행해진 20여 가지의 임상실험으로 베타 카로틴은 적어도 폐암과 전립선암의 예방에는 효과가 있다는 자료가 나오고 있다. 특히 폐암 증가가 문제되는 현 시점에서 베타 카로틴에 대한 기대는 컸다.

마침내 핀란드의 실험결과가 발표되었다. 베타 카로틴 20mg을 매일 29,033명의 남성 흡연자에게 투여하였는데, 폐암은 의외로 베타 카로틴 투여군에 18%나 많았다. 그 밖의 질병에 의한 사망도 8% 많았다. 이 예상 외의 결과는 골초를 대상으로 한 특수한 경우였기 때문이지 않았을까라든가, 투여된 베타 카로틴의 양이 적당하지 않았던 것은 아닌지 등 여러 가지의 억측이 나왔다.

그런데 그 후 미국에서 행해진 추가실험에서 최종결론이 나왔다. 베타 카로틴과 레티놀(비타민A)을 건강한 사람 18,314명에 투여한 결과, 실험은 통계평가가 나오는 5년을 기다릴 필요없이 폐암이 베타 카로틴 투여군에서 28%나 많았다고 한다. 더구나 그 밖의 질병사망도 17%나 많아 결국 실험은 4년 만에 중지되었다. 즉 베타 카로틴이 폐암 예방에 효과적이라는 결과가 나오기는커녕 오히려 흡연자, 또는 흡연의 경험이 있는 사람에게는 유해하다는 결론이 나온 것이다.

관계자는 모두 큰 충격을 받았다. 이렇게 되면 이전에 미국이나 중국의 연구에서 베타 카로틴이 유효하다고 흥분해서 한 학회발표가 무색해지는 것이다. 사례수가 적었기 때문에 결론이 너무 성급했다고 하면 그뿐이지만, '베타 카로틴이 좋다'고 모두가 믿고, 전문가는 국민에게 적극 권장해 왔다. 그러나 결국은 커다란 거짓말을 권장해 온 것이다.

새로운 반론도 있다. 지금까지 연구에 사용한 방대한 베타 카로틴은 모두 인공적으로 합성한 것으로 천연의 것이 아니기 때문에 이러한 결과가 나온 것은 아닐까 하는 것이다. 그럴지도 모른다. 그러나 천연의 것을 사용하여 같은 연구를 재개하려고 할 여유는 없다.

일본에서 베타 카로틴의 효능을 가장 열심히 권장한 사람은 타계하신 일본국립암센터의 역학부장 히라야마(平山雄) 선생이었다. 히라야마 선생은 세계 암 역학의 선구자였지만 타계하시지 않았다면 이 결과를 어떻게 받아들였을까?

이전에 핀란드 증후군이 프랑스의 어떤 잡지(1991)에 작은 뉴스로 나온 적이 있었다. 식사나 건강관리를 철저하게 한 일정 연령에 달한 600명에게 심혈관계 병이나 자살은 그런 것에 그다지 관심이 없는 일상적인 생활을 한 같은 수의 사람들보다 오히려 많았다는 것이다.

암에 한하지 않고 혈관계에서 '무리한 예방'은 경우에 따라 기대를 벗어난 결과를 불러일으키기도 한다. 지나친 안전대책은 테러리즘을 낳는 것과 유사하다. 무리하지 않고 자연에 순응하는 기분을 잊어서는 안 된다.

건강한 삶을 위해 권장사항을 거역하자—무리하지 말고 자연스럽게 따르자

건강을 위한 권장에 따르지 않는다, 또는 건강을 위한 권장사항을 거역하는 사람이 있다. '거역한다'는 표현이 옳지 않으면 건강을 위한 권장사항에 의문을 느껴 자연에 맡기는 사람이다.

미국에서 베스트셀러가 되어 유럽에서도 화제가 된 '치유하는 마음, 낫는 힘'의 저자 안드레 와일(Andre weil) 박사는 한 강연회에서 '식사, 운동 어차피 죽는다!'라고 쓴 티셔츠를 입은 청중을 눈앞에 보고 자기가 하는 건강교육에 일순 불안을 느꼈다는 내용이 있었다. 건강교육이란 애당초 호언장담하면서 타인에게 가르칠 수 있는 것이 아니기 때문이다.

건강을 위한 권장사항을 거역하는 언동은 의외로 많다. 어떤 애연가는

"나는 담배를 피워서 자살을 시도하고 있다"라고 공언하고, 또한 자기 사무실의 책상 위에 "담배에 감사한다(Thank you for smoking)"(부정형인 not이 없는)라고 쓴 장식물을 두고 부끄러워하지 않을 뿐 아니라 자신만만한 사람도 있다.

이와 같이 건강을 거역하는 것같이 보이는 사람은 확실히 담배가 몸에 좋지 않음을 알지만 전부 '자연에 맡기자'라는 달관한 기분으로 사는 사람들이다. 자기의 생명에 담담하다고 말할 수 있다. 그러므로 이런 사람에게 금연을 권하여 목숨을 구걸하라고 강제로 시킬 수는 없다.

이러한 이야기를 들은 적이 있다. 젊은 의대생이 죽음을 눈앞에 둔 한 노인에게 담배는 좋지 않으므로 끊으세요라고 노인의 유일한 즐거움을 빼앗았다고 한다. 정말 어쩔 수 없는 이야기이다.

암 검진에 대해 의문을 보이는 사람의 논거는 막대한 경비를 들여 고칠 수도 없는 암을 찾아내는 것에 의미가 있는가 하는 것이다. 대부분의 암은 일찍 발견하면 낫기 때문에 이 생각은 오해와 과장이 있어 찬성할 수 없으나, "무리하지 말라, 자연을 거역하지 말라"라는 그 사람의 말에 공감하는 바는 있다.

암 치료의 경우에도, 무리한 치료를 하지 않고 내버려두면 좋다, 새삼스럽게 수술도 화학요법도 의미가 없다고 하는 생각도 있다. 사실 암으로 돌아가신 만화가 하세가와(長谷川町子) 씨는 입원·수술을 거부하여, 완만히 썩어 가는 것을 바라며 돌아가셨다고 신문에 나왔었다. 이것도 극단적인 생각이기는 하지만, 그러한 삶의 태도에 공감할 수 있는 점은 있다. 결국 각각의 경우에 따른 것이다.

이미 서술하였지만 애당초 암을 박멸할 수 있다든지, 이 세상에서 추방할 수 있다고 생각하면 잘못이다. 인간이 장수하면 언젠가는 암에 걸릴지도 모른다.

암을 '악' 이라 가정하여 이것을 인류로부터 추방하자거나 박멸하자고 하는 것 자체가 바로 자연을 거역하는 무리함이 아닐까?

에도(江戶) 시대의 매독은 상당히 많은 사람들에게 감염된 병이다. 사람들은 치료법도 발견하지 않고 병을 두려워하는 한편, 어떤 사람들은 이를 받아들여 병을 일상의 것으로 조금도 부끄러워하지 않고, 병과 친숙한 태도조차 보였음을 문헌을 통해 읽을 수 있었다고 한다. 이것은 의료사를 연구한 다치가와(立川昭二) 씨의 말이다.

암과 매독을 동일시할 수 없지만, 에도 시대의 매독에 대한 것과 같이, 암을 '받아들이는 마음' 을 갖는 것도 중요하지 않을까? 암을 '악' 이라고 하여 배제할 것이 아니라, 오히려 자기의 것으로서 받아들여 따르는 마음도 중요하다. 이러한 의미에서 건강을 위한 권장사항에 거역하는 마음도 또한 이해할 수 있는 것이다.

IV. 암을 예방하는 생활습관

　식생활 이외에 흡연, 대기오염, 감염증, 스트레스가 모두 암 발병의 원인인 만큼, 이를 피하는 생활습관이 필요하다. 췌장암의 경우만 확실하지 않을 뿐, 10년 금연으로 30~50%의 암을 줄일 수 있다. 금연이 불가능하면, 비교적 손쉬운 분연을, 대기오염을 줄이기 위해 혼잡한 거리에서는 내외기의 입체 스위치를 닫아 놓는다든지, 정차중일 때 차의 엔진을 끄는 것만으로도 큰 효과가 있다. 특히 염증은 암이 되기 전에는 암을 만드는 원인(암의 원인 중 10%)으로 작용하고, 암이 된 후에는 그 결과이므로 감염증의 예방과 조기치료는 암 예방의 지름길이다.

　암 검진이나 조기치료보다 더 중요한 것은 매일의 생활습관이다. 생활습관의 개선 없이 화학예방에만 의지해서는 안 된다. 화학예방약은 장래에 특히 높은 암 발생 가능성, 또는 전암병변을 가진 사람에 한해서 매우 바람직한 것이다.

IV. 암을 예방하는 생활습관

Ⅳ. 암을 예방하는 생활습관

식생활 외의 생활습관

식사와 암의 밀접한 관계를 앞에서 논하였지만 가장 문제가 되는 것은 담배이다. 담배는 우리가 상상하는 것 이상으로 건강에 나쁘다고 알려져 있다. 그런데 담배도 술과 마찬가지로 사람에 따라 인생에 유일한 즐거움을 주는 경우도 있다.

① 흡연

담배와의 전쟁―진실을 알아야 한다

흡연한다고 해서 반드시 암에 걸린다고는 할 수 없다. 그러나 폐암은 흡연자의 약 15%(20% 이하)가 걸린다. 폐암 외의 여러 가지 암이나 심근경색을 포함하여 흡연이 원인이 되어 병에 걸릴 위험도가 꽤 높다.

흡연은 흡연자 본인이나 가족에게 영향을 미칠 뿐 아니라, 다음 세대의 아이들이 기형이나 암에 걸리는 원인이 된다. 흡연에 의해 비타민 C가 많이 소비되어 항산화작용이 저하되어 흡연 남성의 정자 염색체에 유전자상의 이상을 일으켜 다음 세대에 유전되기 때문이다.

담배를 피우는 것도 좋지 않지만 담배를 만들어 파는 것은 더욱 좋지 않다. 담배의 포장에 '건강에 나쁘다'고 표시되어 있는데 이것은 책임을 회피하기 위한 위안의 문건으로 그냥 지나쳐 버릴 이야기가 아니다. 미국의 담배회사는 담배가 미국에서 팔리지 않거나 손해배상 재판으로 혼이 난 손실분을 외국에서 팔아 보충하고 있다. 특히 아시아 여러 나라에서는 담배를 팔기 위하여 모든 수단을 사용하고 있다.

지금 공중위생의 최대 적은 '담배'라고 생각하는 전문가가 많다. 그 적과의 싸움은 바로 담배와의 전쟁이다. 그에 대한 대책을 찾기 위해 모인 국제회의에서 어떤 사람이 "담배를 피는 사람이 아시아에 많은 것은 현실이다. 이 현실을 바꾸고자 하는 것은 대자연에 거역하는 것과 같지 않은가?"라고 하였다. 결국 체념할 수밖에 없다는 것이다.

옛날부터 영화에는 담배를 피우는 장면이 많고 특히 강하고 늠름한 미국 남성들의 이미지에는 담배가 빠지지 않고 나온다. TV, 영화의 서부극으로 익숙한 배우 데이비드 맥크린은 1975년부터 오랜 세월에 걸쳐 미국의 대표적인 담배 '말보로' CF에 카우보이로 등장하여 터프하고 잘생긴 애연가의 면모를 연출하였다. 그런데 그는 폐암으로 사망하였다. 그러나 발병 후 그는 훌륭하게 처신하였다. 제조회사의 주주총회에 출석하여 광고를 자숙하라고 호소하는 등 반흡연 운동의 선두에 나선 것이었다.

중국에서는 아편전쟁(1840~1842년)이 있었다. 영국은 중국에 팔려고 한 면화 수출이 생각대로 되지 않자 인도에서 재배한 아편을 중국에 팔았다. 현재의 담배 강매와 비슷한 형태이다. 동족이 아편중독으로 폐인이 되어 가는 모습에 분노를 느낀 중국 사람들이 아편을 태워 버렸기 때문에 이에 노한 영국과 중국 사이에서 일어난 것이 아편전쟁이다. 국력이 약해 패배한 중국은 홍콩을 영국에 줄 수밖에 없었다. 아편전쟁의 아편은 현재 담배전쟁의 담배와 비슷하다.

아편과 담배는 모두 시작하면 끊을 수 없는 의존성이 있고, 더구나 생산적이지 않다. 의존성이 되는 원인이 '모르핀'과 '니코틴'이라는 차이가 있고, 또한 중독증상이 비교적 급성과 만성, 중증과 경증이라는 점, 또 중독에서 벗어나는 데 어려움의 정도에는 차이가 있지만, '중독'을 일으키는 점에서는 같다. 처음부터 흡연하지 않는 것과 흡연하더라도 중독이 되기 전에 그만두는 것이 중요하다.

흡연율과 금연 효과─개선의 여지는 있다

세계 각국의 흡연율을 조사하면 조사연도가 다르기 때문에 엄밀한 비교는 할 수 없지만 대체로 선진국은 낮고 개발도상국은 높다. 단지 일본은 예외로 일본 성인 남자의 흡연율은 약 60%로 동남아시아의 태국, 싱가포르보다 높다.

일본의 흡연율을 지역별로 7등분하면 홋카이도가 남녀 모두 제일 높다(남자 67.1%, 여자 24.9%, 일본담배산업주식회사 1996년). 홋카이도 남자의 흡연율은 통계수치가 나와 있는 나라 중에서는 세계 최고이고 여자의 흡연율은 일본 최고다.

일본인 남성의 흡연율은 점차로 낮아지고 있지만 낮아지는 정도는 매년 평균 1.0%에도 미치지 못한다. 특히 연령별로 보면 60세 이상에서는 낮아지고 있지만 20~49세에서는 생각한 만큼 낮아지지 않는다. 서구의 흡연율이 젊은 층에서도 급격히 감소하는 것과는 대조적이다.

일본에서도 드디어 담배 대책강화 움직임이 보이기 시작했지만 아직은

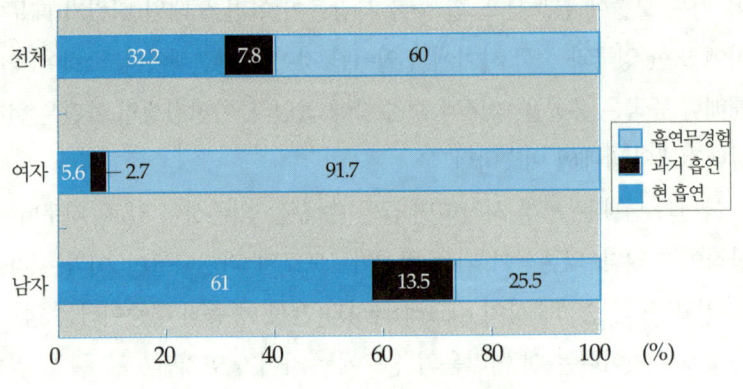

전체 32.2 7.8 60

여자 5.6 2.7 91.7

남자 61 13.5 25.5

흡연무경험
과거 흡연
현 흡연

0 20 40 60 80 100 (%)

[그림 4-1] 한국의 흡연율(1995년)

미약하다. 특히 서구의 국가들과 일본의 담배 대책에는 큰 차이가 있다. 일본에서는 물, 공기, 식품, 의약품 등 인간의 신체에 들어가는 물질의 대부분은 안전성이라는 관점에서 법적 규제의 대상이지만, 담배만은 법적 규제를 전혀 받지 않는다는 점이 이상하다. 일본의 매스컴도 담배 대책에는 무관심하고 더구나 그에 대한 보도를 대단히 꺼린다. 또한 전국의 부·현별대(府縣別對)암협회도 암 검진(2차 예방)에는 열심이지만 담배 대책(1차 예방)에는 거의 손을 대지 않고 있다.

담배에 들어 있는 발암물질은 어떤 것일까?

벤조피렌 등 많은 물질이 있는데 그중에서도 담배의 열에 의해서 니코틴으로부터 만들어지는 '니틀로소아민' 이라는 '니틀로소' 화합물 중 하나(특히 NNK로 약칭되는 것)가 대사에 의해 결국 발암물질이 되어 암을 일으키는 직접적 원인이 된다. 폐로 들어가 폐암의 원인이 될 뿐만 아니라, 식도암·췌장암·방광암 등 대부분 전신 암의 원인이 된다. 니코틴 그 자

암(癌)! 예방이 최선이다

체는 의존성의 원인이 되지만 직접 발암성을 갖는 것은 아니다.

흡연은 좋은 면보다는 나쁜 면이 훨씬 많다. 흡연자는 병결이 많다는 이유로 회사의 채용이나 승진에 불이익을 받는다. 적어도 미국에서는 그렇다. 사실 흡연자는 폐암 등 여러 가지 병에 걸리기 쉬울 뿐만 아니라 예를 들면 폐암을 외과수술 한 후 흡연을 계속한 사람은 수술 후 금연한 사람과 비교하여 5년 생존율이 10% 정도 낮다. 일부 외국에서는 흡연자는 암의 검진을 받지 못하게 하거나 병의 치료를 거부하는 경우도 있다고 한다. 흡연자에 대한 의료상의 차별이 여러 형태로 행해지고 있다.

의료상의 차별만은 아니다. 흡연자는 보험 가입이 어렵고 보험에 가입하더라도 금연자에 비해 보험료를 많이 낸다. 친구를 사귀기 힘들고 결혼에 지장이 되는 경우도 있다. 이 정도면 차별이라고 하기보다는 일종의 박해이다.

담배가 암을 비롯하여 여러 병의 원인이 되는 것을 안 이상, 그 원인을 없애야 한다. 그런데 원인을 없애기보다는 차별이 확대되는 경우가 있다.

차별로 해결될 일이 아니다. 어쩌면 중세의 유럽을 휩쓴 페스트가 유대

 담배와 암

- 담배가 일으키는 암
  폐암, 식도암, 췌장암, 방광암을 비롯한 전신 암
- 담배의 발암물질
  벤조피렌, 니트로소아민(NNK로 약칭)
- 금연으로 인한 암 예방(미국의 경우)
  10년 금연 → 폐암 위험률 30~50% 감소, 5년 금연 → 식도암 50% 감소
  2년 금연 → 방광암 50% 감소

인에 의해서 일어났다고 하여 죄 없는 유대인을 모아 화형으로 죽였던 이야기와도 비슷하다. 관동대지진이 일어났을 때 조선인들이 불을 질렀다고 오해하여 조선인을 무차별하게 죽인 사건과도 유사하다. 모두 망상에 의한 어리석은 행위였다. 그러므로 맹신적인 금연 운동은 안 된다.

흡연자 중 60~70%가 할 수 있다면 금연하고 싶다고 생각한다. 금연을 위한 실천강습회도 있고 금연하기 위해 피부에 붙이는 것이나 추잉껌도 있다. 이 속에도 니코틴이 들어가 있기 때문에 니코틴 중독을 시간을 갖고 해소하고자 하여 금연에 성공한 사람도 많지만 그 성공 여부는 금연 의지가 어느 정도인가에 따라 결정되는 것 같다.

담배를 끊으면 암을 어느 정도 막을 수 있는가에 대한 구체적인 데이터가 최근 발표되었다. 미국의 연구성과인데 10년간 금연하면 폐암의 위험률은 30~50% 줄어든다고 한다. 식도암은 5년의 금연으로 50%, 방광암은 약 2년의 금연으로 50% 준다고 한다. 췌장암은 금연 10년이라도 효과

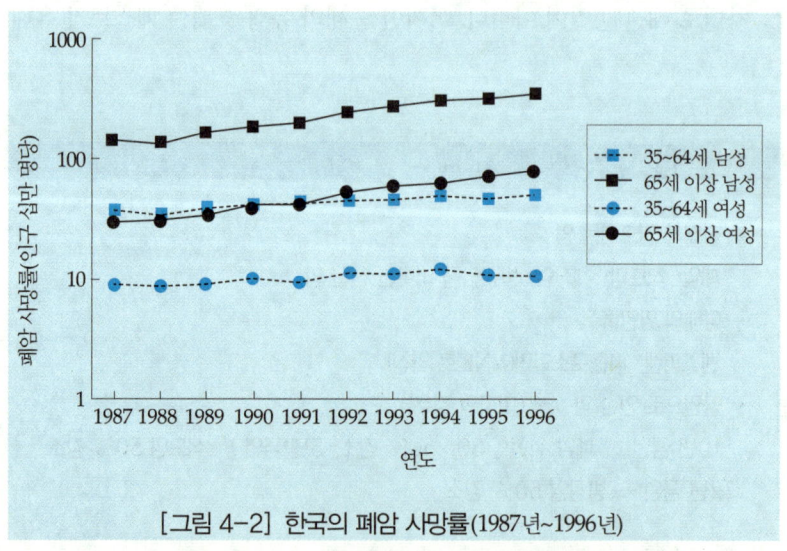

[그림 4-2] 한국의 폐암 사망률(1987년~1996년)

암(癌)! 예방이 최선이다

는 그리 확실치 않다.

췌장암을 제외하고 10년 금연으로 암을 30∼50% 줄일 수 있다고 하니 금연 이상 좋은 방법은 없다. 암의 예방효과를 최신의 진단법과 최신의 치료법과 비교해 보더라도 그 효과가 '금연' 을 능가하는 것은 없다.

그러나 위의 데이터는 개인 수준으로 보았을 때의 추계이고 집단으로서 기대할 수 있는 수치는 아니다. 왜냐하면 국민 전체가 금연하여 흡연율이 0%가 된다고는 도저히 생각할 수 없기 때문이다. 금연만으로 유전자 변화가 원상태로 되돌아간다는 보장도 없고 금연한 후에 폐암의 위험은 조금도 낮아지지 않는다는 보고도 있다. 담배는 처음부터 피지 않는 것이 가장 좋고 혹시 피고 있다면 일찍이 그만두는 것이 좋다. 지금부터 금연해도 이미 늦었다고 체념하는 사람이 많지만 금연은 빠르면 빠를수록 좋다.

분연(分煙)의 권장

흡연의 동기는 여러 가지 있지만 그 하나로 담배회사의 교묘한 광고, 선전이 있다. 담배를 피기 시작하여 어느새 니코틴 의존증이 되어 그만두고 싶더라도 그만둘 수 없게 된다는 의미에서 흡연자는 주변에 대한 가해자일 뿐만 아니라 자기 자신이 피해자이기도 하다.

 담배에 대한 대책

흡연이 허용되는 장소나 아무에게도 피해를 주지 않는 장소에서 흡연을 하도록 하는 분연이 좀더 현실적인 대책이다. 조금 불편할지 모르지만 흡연하는 사람이 지켜야 할 규칙이고 에티켓이다.
분연은 감정문제 없이 금연자의 인권과 건강을 지킬 수 있어 무엇보다 좋은 방법이다. 하지만 가장 이상적인 것은 금연이다.

담배의 유해성이 사실화된 지금 우리들이 무리 없이 펼 수 있는 담배 대책은 무엇일까? 이미 말했듯이 맹신적인 금연 운동이어서는 안 된다. 담배 대책이 어려운 것은 담배가 인간의 기호품이고 기호는 본인의 권리이기 때문이다. 담배를 피는 사람은 암에 걸릴 수 있다는 위험성도 알고 더구나 자기의 책임으로 피는 것이면 다른 사람이 이러니 저러니 간섭할 일이 못 된다. 프라이버시 침해도 될 수 있고 감정 문제로 발전할 수도 있다.

그런가 하면 담배를 싫어하는 사람들이 적지 않은 것도 사실이다. 어린이를 포함하여 담배를 싫어하는 사람들의 인권이나 건강을 생각하면 담배연기를 묵인하여 그대로 둘 수는 없다. 모두 '금연' 할 수 있다면 그 이상 바람직한 것은 없지만 이것은 이상으로서 인간의 한계영역이다.

그러면 현 상황에서 모두가 원만히 할 수 있는 것은 무엇일까? 현실적으로는 '분연(分煙)' 밖에 없는 듯하다. 금연과 분연은 근본적으로 다르다. 여기서 말하는 분연은 시간적인 의미가 아니라 공간적인 의미에서의 흡연장소의 분리이다.

금연은 강제에 가까운 것이지만 분연은 흡연장소에서 흡연하도록 하는 부탁이다. 담배를 피우는 사람은 피울 수밖에 없기 때문에 다른 사람이 있는 곳에서는 피지 않도록 협조를 부탁하는 것이다. 물론 가정에서도 가족이 있는 곳에서는 피지 않도록 한다.

실례의 말씀이지만 소변을 보고 싶어지면 반드시 화장실에 가는 것과 같이 흡연이 허용되는 장소나 아무에게도 피해를 주지 않는 장소에서 흡연을 하도록 하는 것이다. 분연은 조금 불편할지 모르지만 흡연하는 사람이 지켜야 할 규칙이고 에티켓이나 매너라 할 수 있다. 감정 문제 없이 금연자의 인권과 건강을 지킬 수 있어서 무엇보다도 좋은 방법이라 생각된다.

가장 이상적인 것은 물론 금연이다. 실제로 서구 선진국에서는 여러 가지 담배 대책에 의해서 국민의 금연이 진척되어 최근에는 폐암 등 담배 관련 질환에 의한 사망률이 감소되고 있다.

❷ 대기오염

배기가스 등─깨끗한 외기(外氣)를 원한다

공기의 오염을 일으키는 것은 담배 이외에 어떤 것이 있을까? 실외의 오염원으로 우선 차의 배기가스를 들 수 있다. 현재 차의 배기가스가 여러 가지 병의 원인이 된다고 단정하기에는 조금 망서려진다. 역학적으로 배기가스를 얼마나 마시면 폐암이 어느 정도 걸리는가라는 데이터가 없어서 담배와 같이 명쾌한 해답이 아직 없기 때문이다.

그러나 실험적으로 담배와 같이 배기가스 성분에 의한 발암실험이 성공하여 특히 카본(carbon black)입자나 디젤(diesel)입자에 의한 폐종양의 발생이 증명되었고 정도의 차이는 있지만 배기가스가 폐암의 원인이 된다.

그러나 배기가스가 나쁘다고 하더라도 현재의 자동차가 중심 교통수단인 사회를 부정하거나 피할 수 없다. 담배가 금연이나 분연으로 어떻게든 대책이 세워지는 것과는 다르다. 그러면 어떻게 해야 할까? 거리에 나가면 배기가스는 자기의 의지에 관계없이 반강제적으로 마시게 된다.

그렇다면 최소한 다음 두 개의 방안을 곧 실행할 수 없을까?

① 교통이 혼잡한 거리를 차로 달릴 때 내외기의 입체(立替)스위치를 닫아 놓는다. 스위치를 열어두면 배기가스가 차 안으로 들어와 자기도 모르는 사이에 매일 다량의 배기가스를 들이마시게 된다. 특히 정체되었을 때 앞에서 달리는 버스나 디젤차 등의 배기가스가 차 안에 들어오는 것은

피해야 한다. 가장 좋은 것은 차에 탈 때는 언제나 외기의 입체(入替)스위치를 닫고 창문도 닫아 일절 외기가 들어오지 않도록 하는 것이다. 창문의 서리에 대한 대책은 얼마든지 있고 교외에 나가 창문을 열어 신선한 공기를 넣으면 된다. 이것이 어느 정도의 효과를 낼지와는 별도로, 자기가 타는 차 안에 배기가스가 들어와 냄새가 나지 않는 것만으로도 좋다. 간단한 것이지만 이렇게 하는 차는 아직 대단히 적다.

② 노상에 정차중일 때 차의 엔진을 끄는 것이다. 공회전(idling)은 배기가스를 불필요하게 내뿜고 보행자가 그것을 마시는 것은 불쾌하다.

가령 전국의 차 중 반이 공회전을 안 하는 것만으로도 대기 중의 이산화탄소나 산화질소의 양은 격감하여 지구환경의 보전과 우리들의 건강보호에 도움이 될 뿐만 아니라 경제적인 면의 효과도 대단히 크다. 공회전 금지를 먼저 실행하도록 한 효고(兵庫) 현에서는 유감스럽게도 잘 실행이 되지 않았는데 이것은 일반적으로 환경보전의식이 부족하였고 법적 규제도 없었기 때문이다.

이 기회에 욕심을 낸다면 차의 배기가스뿐만 아니라 겨울철 난방(특히 등유)에 의한 대기오염도 어떤 대책을 세워야 한다. 삿포로의 겨울 공기는 서구의 여러 도시보다 많이 오염된 것은 아닐까? 이는 전기세가 비싸고 액체 가스도 아직 여의치 않아 결국 싼 등유를 쓸 수밖에 없는 상황 때문이기도 하다.

살충제 · 제초제 같은 합성화학물질도 암의 원인이 될 수 있다. 미국의 농업지역(예를 들면 캔자스주)에서는 대량으로 사용하는 살충 · 제초제에 의한 비(非)호지킨악성임파종이나 여러 가지 암의 다발이 예상된다. 그런데 이러한 약제를 혹시 쓸 수 없게 된다면 어떻게 될까? 모기, 파리, 벼룩, 이뿐만 아니라 곡류에 생기는 해충도 만연하여 결과적으로 야채 · 과일의 수확은 줄어들 것이다. 그렇다면 야채 · 과일의 값은 앙등하여 결국 야채·과일을 사먹을 수 없는 사람들이 늘어나 암의 발생도 높아질 것이라고 한다(미국과학아카데미의 보고, 1970년). 그러므로 살충제·제초제는 나쁘지만 안 쓸 수 없는 이유가 있다.

환경호르몬—다이옥신

환경호르몬은 생체의 내분비계를 교란하여 호르몬 이상을 일으키는 화학물질을 가리킨다. 다이옥신은 환경호르몬 중 대표적인 것으로 남성 정자의 기능을 저하시킬 뿐만 아니라 가장 확실한 1급 발암인자로 세계보건기구(WHO)의 IARC라는 암 연구기관이 인정하였다.

이것은 약간 의외의 것이었다. 다이옥신이 인간의 암 원인이 된다는 역학적 증거가 충분하지 않고 아직 암이 된 상대위험도도 두 배 이하로 낮기 때문이다. 그럼에도 불구하고 그렇게 인정한 것은 동물실험으로부터 발암성이 의심되는 것과 또한 지금까지 해 온 것처럼 위험한 물질이 퍼진 후에 대책을 세우는 것이 아니라 피해를 미연에 막고자 하는 WHO의 적극

환경인자 중 발암물질

다이옥신은 이전의 많은 발암인자와 달리 극히 적은 양이라도 발암성이 있다고 한다. 양적으로는 확실히 사상 최악의 환경오염물질로서 일단 인체에 들어간 다이옥신은 일부는 식물섬유에 흡착하여 분변과 동시에 체외로 배출되지만, 나머지는 지방과 함께 흡수되어 오랫동안 체내의 지방조직 등에 축적되어 내분비계를 교란하고 그 영향은 자손에게 미치게 된다. 그러나 사물은 생각하기 나름이다. 발암물질이라고 생각되는 환경인자는 다이옥신만이 아니라 우리들의 주변에 대단히 많다. 대기 중의 오염물질 가운데 다이옥신 외에 석면(Asbestos), 라돈(radon), 살충·제초제, 배기가스, 담배 등 여러 가지가 있다.

적인 의도가 있었기 때문이다.

　다이옥신은 이전의 많은 발암인자와 달리 극히 적은 양이라도 발암성이 있다고 한다. 양적으로는 확실히 사상 최악의 환경오염물질로서 일단 인체에 들어간 다이옥신은 일부는 식물섬유에 흡착하여 분변과 동시에 체외에 배출되지만, 나머지는 지방과 함께 흡수되어 오랫동안 체내의 지방조직 등에 축적되어 내분비계를 교란하고 그 영향은 자손에게 미치게 된다. 그러나 사물은 생각하기 나름이다. 발암물질이라고 생각되는 환경인자는 다이옥신만이 아니라 우리들의 주변에 대단히 많다. 대기중의 오염물질 가운데 다이옥신 외에 석면(Asbestos), 라돈(radon), 살충 · 제초제, 배기가스, 담배 등 여러 가지가 있다.

　이와 관련하여 석면은 블록이나 타일 안에 압축되어 있는 광물성섬유로 이것을 잘게 부수면 현미경으로 관찰 가능한 미세한 입자가 되어 공기 중에 떠다니다가 이것을 마시면 폐암이나 흉막중피종(胸膜中皮腫)의 원인이 된다.

　라돈은 흙, 돌, 물 등 우라늄의 자연분해에 의해서 만들어지는 방사성 가스로 과잉의 라돈은 여러 가지 암의 원인이 된다. 살충제 · 제초제도 앞에서 말한 것처럼 비(非)호지킨악성임파종을 만든다고 한다. 담배나 배기 가스의 해는 말할 필요도 없다. 전자파라는 원인도 있다. 송전선 밑에 사는 어린이나 전자파가 강한 작업환경에서 일하는 성인에게 백혈병이 많다고 한다. 일일이 열거할 수 없을 만큼 다양한 발암물질이 우리들 주변에 있고 그것은 여러 장기의 암의 원인이 될 수 있다. 다이옥신도 그중 하나이다.

　그러면 다이옥신만이 특별히 위험한 것일까? 다이옥신의 발암성은 실제의 노출량으로 보면 그다지 강한 것이 아닐 것 같다. 체내에 들어오는 다이옥신 그 자체의 양도 pg(1조분의 1) 단위로 극히 적은 양으로 현실적

암(癌)! 예방이 최선이다

으로는 민감하게 생각할 필요가 없다.

또한, 다이옥신의 발암 메커니즘이 지금까지의 발암물질과는 다르게 다이옥신 자체가 직접 세포의 유전자에 상처를 내는 것(돌연변이를 일으키는 것)이 아니라 다른 원인으로 유전자에 상처난 세포를 암이 되도록 돕는 촉진제의 역할을 한다.

그러면 환경호르몬이나 다이옥신이 왜 큰 문제가 되는 것일까? 그것은 환경호르몬이라는 새로운 단어가 하나의 원인이 되고, 다이옥신이 쓰레기 소각시의 연기 속에 많아서 우리들과 밀접한 관계에 있기 때문일까. 또는 WHO의 IARC가 1급의 발암인자로 규정했기 때문일까? 과학기사를 취급하는 매스컴의 식견에 문제가 있는 것은 아닐까? 흔히 발암인자라고 하면 이미 그 밖에도 많으며, 1급 발암물질로 헬리코박터 파일로리균(위암의 원인으로 생각되는)을 비롯하여 많이 있는데, 현재 벌어지는 이같은 큰 소동의 원인을 잘 모르겠다.

다이옥신을 감소시켜야 하는 것은 당연하지만, 지금의 큰 소동을 보면 수년 전의 AIDS가 떠오른다. AIDS는 확실히 위험한 성병이지만, 지금 생각해 보면 큰 소동은 결국 무엇이었던가 하는 반성도 있다. AIDS환자와 악수하는 것조차도 위험하다고 했다. 다이옥신 소동도 AIDS와 비슷하지 않을까? 다이옥신이 위험하다면 현실적으로 담배를 피우는 것이 훨씬 더 위험하다. 더구나 담배의 발암성 증거는 국제적으로 충분히 인지된 것이다. 그럼에도 불구하고 담배의 해는 왜 전혀 문제가되지 않는 걸까? 일본 국립환경연구소의 모리다(森田昌敏) 박사는 특히 이 분야에 일인자인데, 실제적으로 다이옥신의 발암성을 최대한으로 보더라도 담배보다는 적다고 말하였다.

❸ 감염증 — 오래된, 그러나 새로운 테마

기생충, 세균, 바이러스—모두 염증을 일으킨다

야마가와(山極勝三郎), 이치가와(市川厚一) 박사가 토끼의 귀에 끈기 있게 타르를 칠하여 결국 성공한 세계 최초의 인공발암은 너무나 유명하지만, 그 당시에는 '위암의 기생충설'이 있었다. 위암의 원인은 기생충이라는 연구로 덴마크의 피비게르(Fibiger) 박사가 1926년에 노벨상을 받았다. 그러나 그 후, 이 연구는 틀리다고 판명되어 노벨상의 오점이라고까지 여겼다. 먼 옛날의 얘기이다.

1950년대에 일본암학회에서 암의 세균설 발표로 놀란 적이 있다. 놀랐다기보다는 오래된 옛날 것을 새삼스럽게 다시 거론하는 것인가 하여 어이가 없었다. 이것은 그 당시 이미, 쥐 등의 작은 동물의 유방암 바이러스가 발견되고 계속해서 폴리오마 바이러스, 백혈병 바이러스 등의 암 바이러스가 연달아 발견되어서 인간의 암 바이러스설이 인정되기 때문이다.

그런데 최근, 지금까지 거의 거론되지 않던 암의 세균설이 갑자기 주목받게 되었다. 헬리코박터 파일로리균이 발견되었기 때문이다. 이 파일로리균의 감염률은 일본에서 높으며 위염, 점막위축, 이형성(異形成), 궤양, 위암의 원인으로서 강력히 대두되었다.

위궤양의 주된 원인은 이제까지는 스트레스라고 하여 그 치료에 제산제가 쓰이기도 하였지만, 최근에는 클라리트로마이신(Clarithromycin) 등의 항생물질을 사용하여 먼저 위 내의 세균을 제거하는 것, 제균(除菌)이 중요하다고 생각하게 되었다. 또한 구강 내 연쇄구균 중 하나인 스트레토코커스·안지노서스(streptococcus·anginosus)가 식도암의 원인으로 거론된다. 옛날부터 북아프리카(특히 이집트)로부터 서아시아에 걸쳐 방광암이 많았는데, 이것은 주혈흡충(住血吸蟲)이라는 기생충의 감염이 그 원

암(癌)! 예방이 최선이다

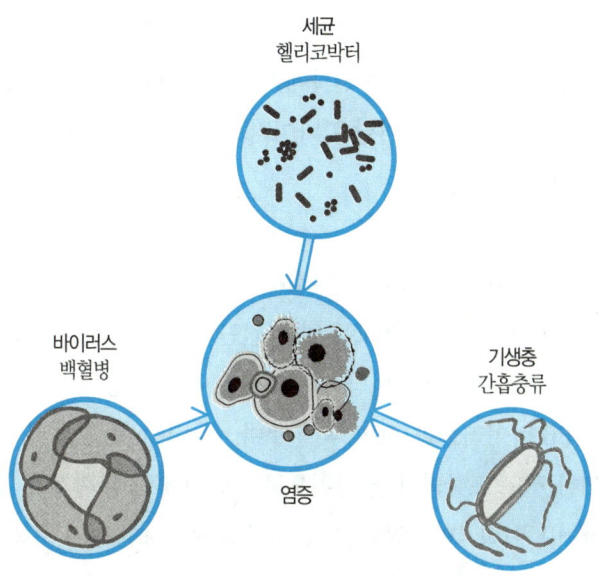

암을 일으키는 요인

인이라는 것을 최근에 알게 되었다. 또한 태국 북부(일부 시베리아에서도)에서 많이 발생하는 담관암은 한 종류의 간흡충류(肝吸蟲類 : 거머리)에 의해서 생긴다는 것도 알게 되어, 피비게르 박사의 기생충설을 다시 생각하게 된 것이다.

피비게르 박사의 위암 기생충설은 틀린 것이었지만, 기생충이 장기에 암을 일으킬 수 있다는 것이 실증된 것이다. 그러므로 피비게르 박사의 설이 전적으로 틀렸다고는 할 수 없다.

이와 같이 시대의 변천에 따라 점차로 밝혀진 것은 암의 장기별 차이는 있지만, 암은 바이러스뿐만 아니라 세균과 기생충에 의해서도 생길 수 있다는 것이다.

바이러스, 세균, 기생충 3개의 기인체는 원래 서로 관계가 없으며, 크기도 실태도 전혀 상관 없는 존재이다. 그러면 과연 무엇이 이 세 인자와 암을 관련짓는 것일까? 각각의 인자에 의해서 일어나는 감염의 결과인 염증이라고 추정된다. 염증이야말로 바이러스, 세균, 기생충이 암을 일으키는 공통인자이다.

  염증과 암-염증을 장기화시키지 말 것
  영국의 돌(Doll) 박사 등은 모든 암의 원인 중 약 10%는 바이러스, 세균 등에 의한 만성염증이라고 한다([그림 4-3]). 이 10% 중에는 B, C형 간염 바이러스, EB 바이러스, HTLV, 파필로마 바이러스 등 '암 바이러스'의 감염에 의한 것도 포함되지만, 한편으로 발암성에 직접 관계가 없는 기인체에 의한 비특이적 '만성염증'이 암화를 촉진한다고 하여 주목된다.

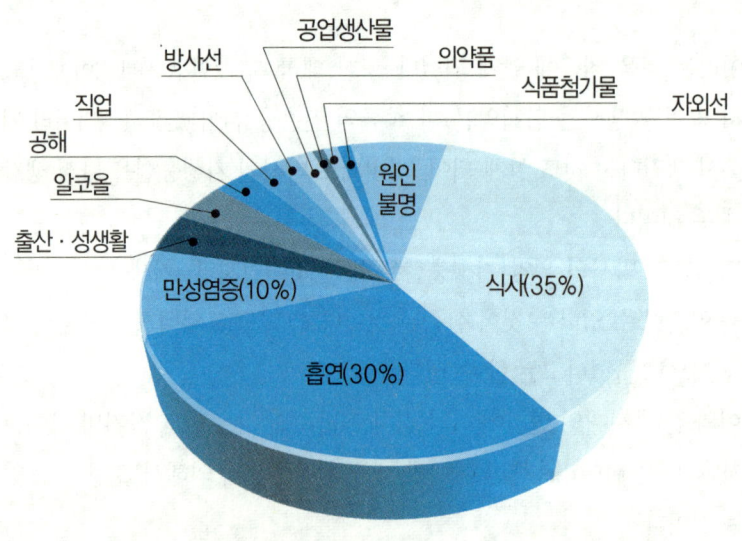

[그림 4-3] 암의 외적 발생 요인(돌 박사 등)

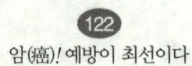

예를 들면, 실험적으로 쥐의 등에 넣은 구슬(beads)에 의해 국소에 염증을 만들어 놓으면 혈관종(血管腫)이 생기거나 때로는 혈관육종(血管肉腫)도 생긴다는 미국의 분(Boone) 박사, 일본의 홋카이도 국립대(北大) 다케시치(武市紀年) 박사 등의 연구가 있다. 실험 쥐의 복강 내에 한 계통의 광물유(鑛物油)를 주입함으로써 백혈구 침윤을 일으킨 뒤, 형질 세포종(암의 일종)이 생긴다고 하는 포터(Potter) 박사 등의 연구도 있다.

최근, 3T3이라는 암이 되기 전 상태의 세포를 시험관 내에서 배양하여 여기에 과립구(好中球)를 넣어 시험관 내에서 인공적으로 염증을 만들었더니 세포가 암화했다는 헵너(Heppner) 박사의 연구 등, 염증과 암에 관해서 많은 보고가 있다.

앞에서 말한 간염 바이러스에 의한 간암도 바이러스(간암 바이러스라고 해도 좋다) 그 자체에 의해서 일어나기보다는, 오히려 바이러스에 의해서 생긴 만성염증이 장기화되어 거기에서 방출되는 활성산소의 오랜 자극으로 암이 발생한다고 추정된다.

실험동물의 발암률에 관한 조사에 의하면, 병원균이 없는 사육실에서 사육한 SPF라는 상태의 동물보다도 세균감염이 있는 보통 사육실에서 사육한 보통 동물에서 발암률이 높은 경향이 있다. 이것 또한 염증과 암과의 관계를 나타내고 있다.

임상적으로도 농흉(흉강 내의 화농성 염증으로 농이 차 있는 상태) 후에 B

염증과 암의 관계

염증은 암이 되기 전에는 암을 만드는 원인으로 작용하고, 암이 된 후에는 그 결과로서 염증이 생긴다.

세포림프종이 발생하기 쉽다는 것과 간질성폐염(선유〈線維〉의 증식을 일으켜 선유증이 되는 폐렴의 일종)이나 폐선유증 후에 폐암이 발생하기 쉬운 것 등이 알려져 있다. 파일로리균에 의한 만성위염 후에 걸리기 쉬운 위암도 그러한 것이다. 그러면 반대로 염증이 발생하지 않도록 하면 암은 감소할 것인가? 그렇다. 최근, 어떤 종류의 항염증제는 염증을 억제시킬 뿐 아니라 동시에 암을 억제하는 효과가 있는 것을 알게 되었다. 예를 들면 비스테로이드계의 항염증제(아스피린 외에 셔린다크, 필록시캄 등)는 대장암의 발생을 억제시킨다.

반대로 암이 생긴 결과, 암 세포가 생성하는 사이트카인(세포가 분비하는 화학물질)에 의해 염증을 일으키는 경우도 있다. 그러므로 암의 진행에 의해서 혈액 중에 백혈구가 증가하거나 발열하는 경우도 있다. 그리고 염증이 있으면 암은 점점 더 악화되어 간다.

'염증'과 '암'은 원래 관계없는 듯 보이나, 염증은 암이 되기 전에는 암을 만드는 원인으로 작용하고, 암이 된 후에는 그 결과로서 염증이 생긴다. 염증과 암은 여러 가지 긴밀한 관계가 있는 것이 확실하다.

감염증과 개발도상국의 암

암의 원인으로 차지하는 감염증·염증의 비율은 약 10%로서 이것은 서구 등 선진국에서 산출된 수치이다. 개발도상국에서는 감염증·염증은 암 원인의 10% 이상(때로는 30%)을 차지한다고 한다. 왜 이렇게 높을까? 이유는 간단하다. 개발도상국에서는 위생 상태가 나빠서, 바이러스·세균 등 감염에 의한 염증으로 발생하는 암이 대단히 많기 때문이다. 예를 들면 B형 간염 바이러스에 의한 간암은 중국과 아프리카에 많다. 파필로마 바이러스 등의 감염증에 의한 자궁암도 아시아, 아프리카, 중남미에 많다. EB 바이러스에 의한 바키트림프종이나 비인두(鼻咽頭)암도 아프리카, 일부 아시아 지역 특유의 암이다. 파일로리균 감염에 의한 위암도 일본을 포함하여 아시아, 중남미에 많다. 모두 감염증, 염증에 의해 발생하는 암이다.

파필로마 바이러스는 성관계에 의한 감염이 많고, EB 바이러스는 모친의 타액에 의해 감염되는 경우가 많은데, 열악한 위생 상태에서는 이러한 감염에 의한 염증이 더 악화되고 만성화되어 결과적으로 암 발생을 촉진한다. 아프리카의 EB 바이러스에 대하여 여러 번 현지에서 조사연구를 한 일본의 홋카이도국립대(北大)의 오사토(大里外譽郎) 명예교수에 의하면, 한 예로서 구강세균이 비위생적인 구강 내에서 잘 번식하고, 이것이 EB 바이러스를 활성화시킨다고 한다. 이것은 비위생적인 환경이 EB 바이러스에 의한 발암을 촉진한다는 것이다.

EB 바이러스에 대한 백신 개발이 진전되고 있지만, 감염은 신생아에서 유·소아기에 많이 발생하므로 백신 효과를 그다지 기대하기 힘들다. 간염 바이러스 등 이미 알려진 암 바이러스에 의한 암에 대해서도 백신 효과는 B형 바이러스 백신을 제외하고는 별로 효과가 없다. 그래서 이런 감염증이나 염증과 관계있는 암의 예방은 주변의 위생환경의 개선이 가장 중요하다고 할 수 있다. 그러나 곰곰이 생각하면 감염증과 염증은 개발도상국뿐 아니라 선진국의 문제이기도 하다. 위암의 원인으로 예기치 못한 파일로리균이 등장한 것처럼 현재 원인불명의 암 중에도 바이러스·세균에 의한 염증과 관련 있는 암이 많을 것이다. 예를 들면, 췌장암, 담낭, 담관암은 아직 원인불명이지만 바이러스나 살모넬라균에 의한 감염·염증이 유발하는 것은 아닐까? 파일로리균 또한 위암뿐만 아니라 췌장암, 담낭, 담관암의 원인은 아닐까? 이와 같이 감염증·염증과 암과의 관계는 개발도상국에서는 물론, 선진국에서도 앞으로 큰 연구과제가 될 것이다. 현재까지 밝혀진 사실만으로도 '감염증의 예방은 곧, 암의 예방' 이라는 것이 확실하지만, 이것의 중요성이 그다지 인식되지 않는 것이 유감스럽다.

④ 스트레스

스트레스는 암의 원인―신경 · 내분비 · 면역의 네트워크

정신적인 스트레스에 의해서 신체가 어떠한 반응을 할까? 그 물질적인 역할이 조금씩 알려지고 있다. 따라서 스트레스가 암 발생에 어떻게 관계하는가도 조금씩 알려지고 있다. 웃음은 복신(福神)이라 하여 웃음이 있으면 암은 피할 수 있다고 하지만, 반대로 정신적 스트레스는 암의 원인이 된다. 배우자나, 아이 등 귀중한 사람을 잃은 후에 암에 걸리기 쉽다고 한다.

암에 걸리기 쉬운 성격이 원래 있다고도 말한다. 인간의 성격을 A, B, C의 세 종류로 나누면, A 타입의 사람은 공격적이고 참지 않고 제멋대로인 사람이다. B 타입의 사람은 그 반대로 인내력이 강하고 남과 경쟁하지 않고 비교적 균형 잡힌 사람이다. 한편에 C 타입은 화를 참는 사람, 혹은 비애감이나 실망을 쉽게 느끼는 사람이라고도 한다. 이 경우, C 타입의 사람은 정신적 스트레스를 받기 쉽기 때문에 이 스트레스에 의해서 암에 걸리기 쉽다고 한다. 중국의 앙케트 조사에서도 스트레스를 받는 사람은 위암이 되기 쉽다는 보고가 있다.

정신적 스트레스에는 여러 가지가 있지만, 어떤 정신과 의사의 설명에 의하면 따돌림당하였을 때의 스트레스가 가장 크다고 한다. 그러나 스트레스는 대인관계에만 국한되는 것은 아니다. 의외로, 잘 느끼지 못하지만 경제적인 어려움도 스트레스의 원인이 된다. 원래 경제적으로 어려운 사람이 암에 걸리기 쉽고, 암에 의한 사망률도 높다고 한다. 이것은 경제적으로 어려운 사람이 검진 기회가 적기 때문이라고 생각했지만, 경제적 어려움에 의한 정신적 스트레스의 영향도 큰 때문이다.

정신적 스트레스는 정말로 암의 원인이 될까? 인간에게 무엇인가 강한 스트레스를 인공적으로 주어 암에 걸리는지 조사하는 것은 윤리적으로 타당치 못하다. 한마디로 스트레스라고 하더라도 스트레스의 종류 또는 강약도 있고, 그 작용시간도 틀리며, 스트레스에 대한 감수성도 개인차가 있어 결론을 내리기가 매우 어렵다.

정신적 스트레스와 암의 관계를 동물실험으로 보는 것은 물론 가능하다. 쥐의 사육조건을 여러 가지로 바꾸어 실험하였다. 예를 들면 사육상자 속에 보통은 생쥐를 8마리 넣는데, 이 작은 상자에 수컷만 20마리 정도 넣어 놓으면 좁은 곳에서 서로 싸워 점차로 스트레스가 쌓인다. 다음에 이 많은 수컷 속에 암컷 한 마리를 넣어 주면 이번에는 암컷을 서로 빼앗으려고 큰 싸움을 벌이게 되는데 이것도 하나의 스트레스가 된다. 이런 상태에서 암의 발생을 보면 싸움의 스트레스에 의해서 분명히 암은 촉진된다.

다음과 같은 실험 결과도 있다. 사육상자에 쥐 한 마리만 격리하여 평생 외롭게 생활하도록 하면 어떻게 되는가를 보았다. 혼자만의 외로움이 스트레스가 되었는지 결과적으로 빨리 죽어 버렸다고 한다. 반면, 수컷 한 마리와 암컷 한 마리를 함께 넣어 놓으면 싸움도 없이 사이 좋게 장수하였다. 좋지 않은 예일지 모르지만, 수컷 한 마리와 암컷 두 마리를 함께 넣으면 더 오래 살았다고 한다. 물론 인간이 아니라 쥐의 이야기이다.

최근 정신의학, 심리학이 진보하여 스트레스와 신경 · 내분비 · 면역계의 상호관계에 대한 연구가 진행되어 다시금 스트레스와 암의 관계를 주목하게 되었다. 예를 들면 스트레스는 뇌하수체의 ACTH(아드레노콜치코틀로픽 호르몬)의 분비를 촉진한다는 것이 판명되었다. 이와 같이 신경 ·

내분비·면역계 사이에 개재하는 신경전달물질, 호르몬 사이트카인 등 여러 가지 물질의 존재나 기능을 알게 되었다. 이들이 서로 균형을 잘 이루면 생체가 정상인 상태를 유지할 수 있지만, 일단 그 균형이 깨어지면 암화가 촉진된다고 추정된다. 스트레스와 암의 관계는 물질 수준에서도 점차로 밝혀졌다.

한편, 스트레스가 활성산소의 산출을 높인다는 보고도 있다. 이렇게 되면 암의 원인은 식품이나 담배뿐 아니라, 스트레스도 포함되어 암의 모든 원인이 활성산소에 의해서 일원적으로 설명할 수 있게 된다.

스트레스 어떻게 대처할 것인가—마음의 행복을 구하며

세상에는 아주 다양한 스트레스가 있다. 세대간의 다툼도 그 일례이다. 2세대주택이라든가 3세대주택이라고 하여 이상적인 모습인 듯하지만, 그 안에서 발생하는 인간관계의 알력이 결국은 고독을 초래하여 고령자의 자살에 영향을 미치는 경우도 적지 않다. 일본에서 연간 자살자가 약 24,000명(1997년 24,391명)이나 있다는 것으로부터도 현대사회가 얼마나 스트레스로 가득한 사회인가 상상할 수 있다.

인간은 시간적으로 장수하는 것만으로는 의미가 없다. 장수했기 때문에 모두 행복하다고 할 수 없는 것처럼 장수하는 것이 그 사람을 불행하게

 스트레스도 암의 원인 중 하나이다

마음의 고민이 암의 원인 중 하나일 가능성은 부정할 수 없고, 극히 드물지만 스트레스가 암 발생에 결정적인 역할을 하는 경우도 있을 수 있으므로 과잉의 스트레스는 어떻게 해서라도 해소하여야 한다.

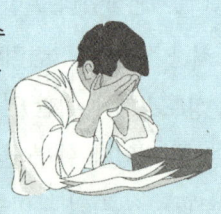

하는 경우도 있다. 문제는 현세의 '건강 지향'이 육체적인 건강에만 중점을 두고 정신적인 건강에는 그만큼 관심을 갖지 않는 것이다. 전문가도 '건강'이라면 직감적으로 육체적인 건강을 생각하고 '마음의 문제'까지는 생각을 못하는 경우가 많다.

물론 "건전한 마음은 건강한 육체에서 생긴다"라는 말이 있듯이, 육체의 건강은 모두 원하는 것이다. 그러나 마음이 가난하고 고민이 많으면, 육체적인 건강만으로는 그다지 의미가 없다. 역시 건강한 육체와 건전한 마음 모두를 원하는 것이다

건전한 마음을 갖기 위해서는 우선 외부로부터 적당히 스트레스를 받아, 이것을 잘 처리하여, 적어도 외부로부터의 많은 스트레스를 쌓아두지 않고, 또한 일단 쌓인 스트레스는 일찍 해소해야 한다.

지나친 스트레스의 해소에는 여러 가지 방법이 소개되고 있다. 심호흡 명상, 자기최면, 요가 등 어느것이나 스트레스의 해소에 도움이 될 것이다. 일상생활에서 충분한 휴식과 수면을 취한다. 좋아하는 음악을 듣는 것도 좋고, 좋아하는 노래를 흥얼거리는 것도 좋다. 또한 해안에 나가 파도 소리를 듣는다, 산림 속에서 작은 새의 지저귀는 소리를 듣는다, 그리고 사물에 대하여 낙관적으로 보도록 하는 것 등 마음을 편안하게 하는 방법을 여러 가지 생각할 수 있다.

신체적인 운동은 특히 기분전환이 된다. 빠르게 걸은 후 전신의 근육을 이완시킨다, 이 운동은 혈중의 NK 세포활성의 상승, 엔돌핀 생성의 상승을 가져온다고 한다. 산보도 좋고, 정원 가꾸기도 좋다.

그러면 '마음의 건강'을 얻기 위해서 궁극적으로 기대할 수 있는 것은 역시 종교일까? 종교가 힘들면 '초월감'이나 '달관하는 기분', 혹은 '깨달음'을 찾는 것도 좋을 듯하다. '남에 대한 봉사'로써 마음의 편안함을 찾는 사람도 적지 않다.

최근 京세라의 창시자, 도모리(稻盛和夫) 씨가 스님이 되었다는 이야기에 놀랐다. 일찍이 홋카이도(北海道) 대학 의학부 생화학교실의 다카히라이(高平井秀松) 교수도 건강할 때 불교에 입문하였다. 모두 육체의 건강만으로는 만족하지 못하고, 마음을 의지할 곳이나 풍요함을 구하였기 때문이었다.

종교인(비구니도 포함한다)에게는 암이 적다고 한다. 종교적인 신앙으로 스트레스가 없고, 마음이 안정되기 때문일 것이다. 그 말 그대로이다. 현재의 과학은 미숙하다고밖에 할 수 없다. 다만 마음의 고민이 암의 원인 중 하나일 가능성은 부정할 수 없고, 극히 드물지만 스트레스가 암 발생에 결정적인 역할을 하는 경우도 있을지 모른다. 그렇다면 과잉의 스트레스는 어떻게 해서라도 해소하여야 한다. 오해가 있어서는 안 되지만 수양으로 번뇌의 스트레스를 극복할 수 있는 사람들은 단지 마음의 안정이 있기 때문만은 아니다. 술도 담배도 하지 않는 사람이 많다. 따라서 종교인이나 수양자가 암이 생기지 않고 장수하였다고 해도, 이것이 곧 종교라든가 수양의 탓이라고만 말할 수는 없다. 환경인자도 늘 고려해야 한다.

V. 증가하는 암, 감소하는 암

통계에 의하면, 위암, 자궁암처럼 시대에 따라 감소하는 암이 있는
가 하면, 식생활의 서구화로 증가하는 대장암, 유방암 등이 있다. 씹
는 담배를 즐기는 남아시아 국가들에서 많이 나타나는 구강암처럼 지
역적으로 특히 많이 발생하는 암도 있다. 만약 암이 유전이나 노화에
만 관계한다면 시대가 변한다고 그렇게 증감하지 않을 것이다. 증가
하는 암과 감소하는 암의 유형에 관심을 기울인다면 암 예방의 해법
이 보일 것이다.

V. 증가하는 암 감소하는 암

V. 증가하는 암, 감소하는 암

시대에 따라 유행하는 암이 다른 이유는?
장기별로 암의 변동원인은 무엇일까?

통계에 의하면 암은 시대에 따라 증가하는 암도 있고 감소하는 암도 있다. 만약 암이 유전이나 노화에만 관계한다면 시대가 변한다고 하여 그렇게까지 늘거나 줄지 않을 것이다. 주요 암에 대하여 생각해 보자.

❶ 증가하는 암

유방암이 증가하고 있다—지방이 원인일까?

유방암은 이미 서구 여성의 큰 관심사이며, 일본에서도 최근 증가하는 암 중 하나이다.

서구 여성에게 여성호르몬 에스트로겐, 특히 에스트라디올의 혈중농도는 동양인보다 30~50%나 높으며 이것이 서구 여성에게 유방암이 많은 원인 중의 하나라고 한다. 초경이 빠른 사람, 고령출산한 사람, 갱년기가 늦은 사람에게도 많다.

그런데 최근 왜 일본 여성에게 유방암이 증가하는 것일까? 일본인의 유전이나 체질이 갑자기 변할 수 없기 때문에, 초산 연령의 고령화나 음식이 서양화한 것을 생각할 수밖에 없다. 음식의 서양화는 근본적으로 지방섭취량이 늘었다는 것, 특히 동물성 포화지방은 유방암을 증가하는 원인일 것이라는 연구가 많다.

그러나 최근에는 식물성 불포화지방도 원인으로 생각한다. 특히, $\omega-6$ 계 리놀산이 새롭게 병인으로 떠오르고 있다.

물론 지방은 모두 나쁘다는 보고도 있다. 동물성지방을 많이 섭취하는 사람은 유방암에 걸리기 쉽고, 이런 사람은 유방암에 걸렸을 때 생존일수가 적고 치료 후의 경과도 좋지 않다는 보고가 많다. 동물성 이외의 지방을 포함한 총지방에서 보아도 결과는 마찬가지이다. 최근에는 일부 식물성지방(올리브유, 아마인유, 시소유)이나 어유(청어기름 등)를 제외하고 모든 지방이 해롭다고 하는 경향이 있다. 그러나 유방암의 진짜 원인을 지방이라고 결정할 수 없기 때문에 여전히 분명하지 않다. 음주(알코올)도 원인이 되고, 총괄적으로 고칼로리 또한 관계있다고 한다.

BRCA 유전자의 결손으로 예견되는 유전성 유방암도 있지만, 이것은 모든 유방암의 5%를 넘지 않고 나머지 95%의 유방암은 원인이 아직 알려져 있지 않다.

많은 원인을 생각할 수 있다는 것은 특정 원인을 찾기 힘들기도 하고, 아마도 이제까지 나열한 모든 것이 많든 적든 원인으로서 관계될 수도 있다. 학문은 발전하고 있으나 결정적인 것은 아직 확실히 밝혀지지 않았다.

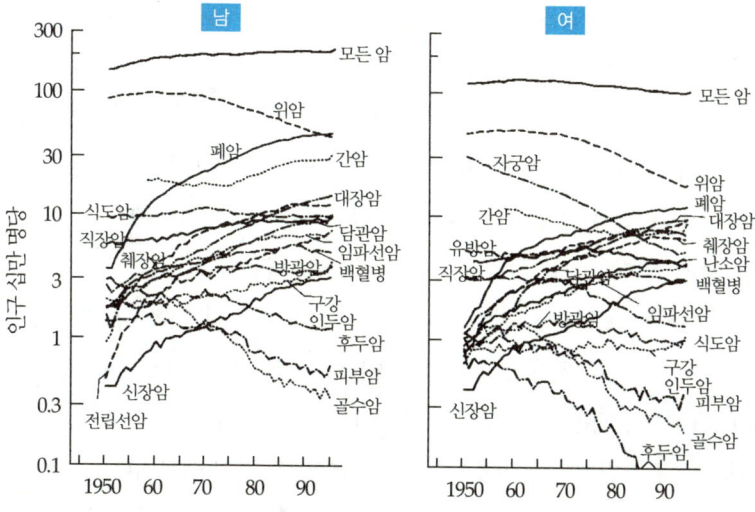

[그림 5-1] 일본의 부위별 암 사망률(1955년~1996년 인구동태 통계)

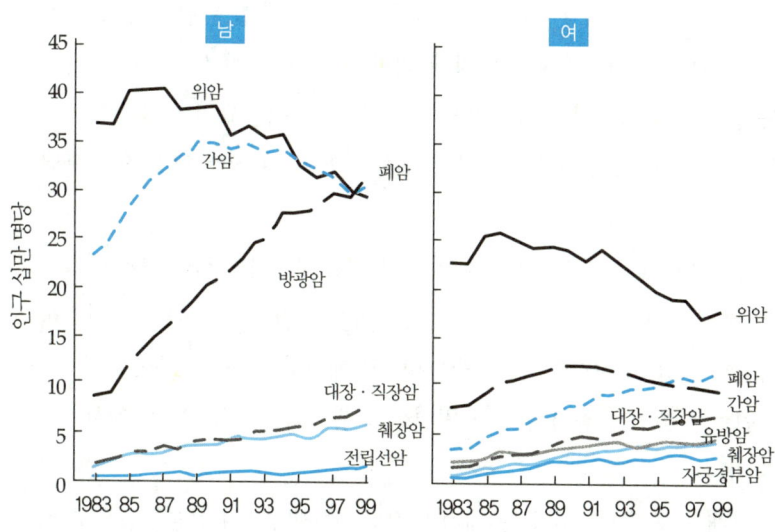

[그림 5-2] 한국의 부위별 암 사망률(1983년~1996년)

증가하는 암 감소하는 암

폐암은 여전히 증가하고 있다— 최대의 난문제

폐암은 일본 남성의 암 사망 중 1위(한국 : 1위)이다. 폐암이 거의 없었던 약 50년 전에 비해 격세지감이 있다. 더구나 이제부터 더욱 급격히 증가될 것이 예상된다. 일본에서 폐암에 의한 사망(1996년 48,041명)은 2015년에는 15만 명이나 될 것이라고 예상된다.(한국 : 인구 10만 명당 78.9) 이러한 무서운 암에 직면하고 있다는 것 자체가 실감나지 않는다.

서구에서는 폐암이 예전부터 죽음에 이르는 중요한 이유 중 하나였는데, 최근에는 눈에 띄게 감소되었다. 이것은 금연 등 담배의 대책효과가 나타나고 있기 때문이다. 그러나 일본에서 폐암은 이제부터 점차 증가될 것이다. 유감스럽게도 흡연율이 좀처럼 줄어들지 않기 때문이다.

폐암의 가장 큰 원인은 담배이다. 이것은 흡연량이 많은 사람일수록 유전자 돌연변이가 많이 나타나는 데서도 알 수 있다.

그러나 담배가 폐암의 원인 중 전부는 아니다. 담배가 곧 폐암이라고 생각해 버리면 담배 이외의 원인 추구를 소홀하게 할 위험이 있다. 그 하나가 대기오염, 특히 겨울철 난방에 의한 실내외 오염, 자동차의 배기가스, 봄철의 분진, 쓰레기 소각시의 연기, 가정 내의 볶음요리(특히 중국요리)시의 연기 등, 미지의 것을 포함하여 대기오염물질은 전부 크건 작건 폐암의 원인이 될 수 있다.

유감스럽게도 대기오염과 암의 관계는 담배에서 명시한 관계 이상으로 명확하지 않다. 또한 지방분의 과잉섭취가 폐암의 원인이라고 강조하는 사람도 있으나, 지방이 주요 원인이라고 얘기하는 증거는 불충분하다. 인스턴트 식품이나 첨가물도 그 원인으로 생각되나 이것 역시 충분한 근거가 없다.

담배를 포함하여 오염된 대기와 식품 중 지방과의 상승작용으로 폐암이 되기 쉽다는 동물실험결과가 있다(윈다 박사 등). 이것은 담배와 지방의

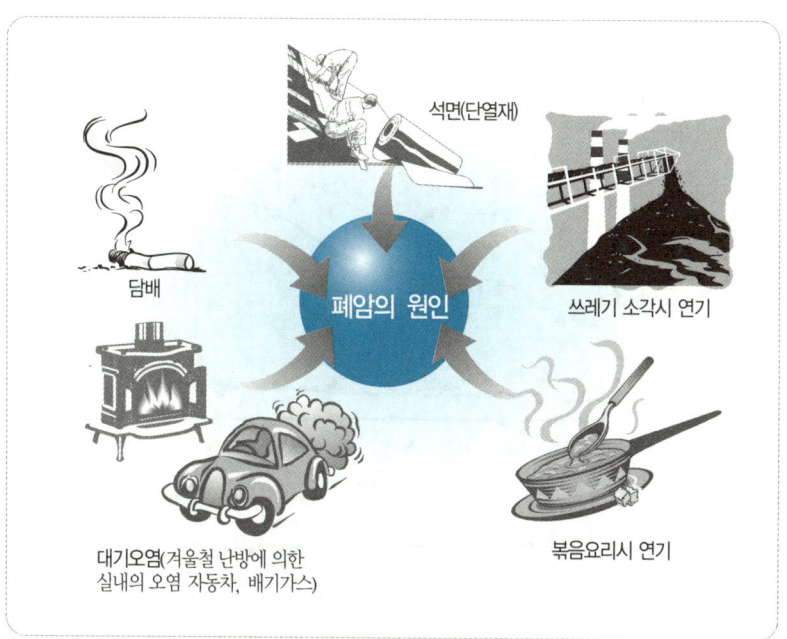

석면(단열재)

담배

쓰레기 소각시 연기

폐암의 원인

대기오염(겨울철 난방에 의한
실내의 오염 자동차, 배기가스)

볶음요리시 연기

나쁜 상승작용으로서, 이후에 역학적으로 사람에게도 조사할 필요가 있다.

원인으로 의심되는 것을 없애는 것은 암 예방의 철칙이다. 폐암 원인으로 담배는 의심할 여지가 없다. 그러나 담배 이외에도 의심스러운 것이 너무 많아서 솔직히 대책을 세우기 힘든 것이 현실이다.

대장암, 췌장암 및 전립선암

대장암은 남녀 모두에게서 점점 증가하고 있다. 원인은 지방이나 알코올의 과잉 섭취라고 생각하는데 확실하지는 않다. 그러나 의심스러운 것을 없애야 한다는 암 예방의 기본으로부터 특히 동물성지방의 섭취를 낮추는 것이다. 식물섬유가 많이 들어 있는 식품을 많이 섭취하고 신체운동을 거르지 않는 것 그리고 배변을 조절하는 것이 중요하다.

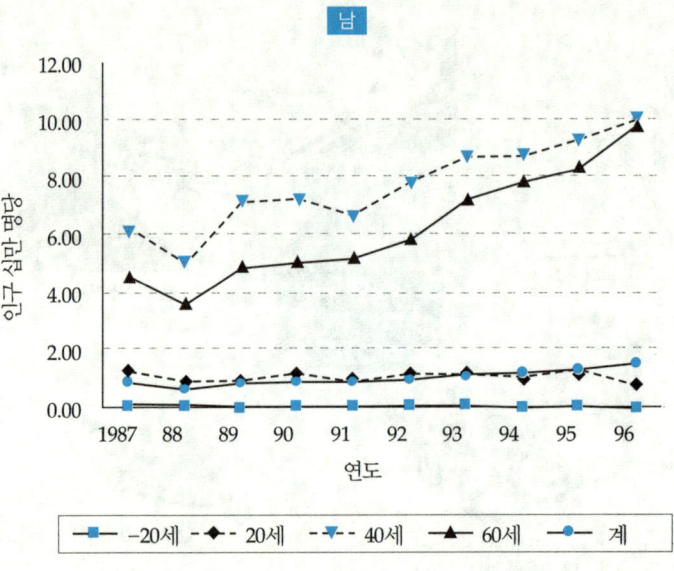

남

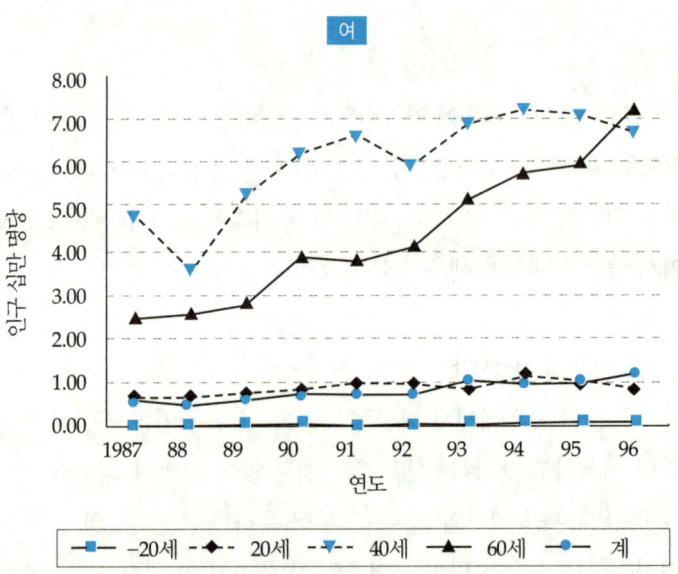

여

[그림 5-3] 한국의 연령별 대장암 사망률(1987년~1996년)

암(癌)! 예방이 최선이다

칼슘 복용도 효과가 있는 것 같다. 아스피린 등 비스테로이드계 항염증제도 대장암을 예방하는 효과가 있다고 하지만 부작용의 염려가 있다. 보통 타입의 대장암은 증식이 완만하기 때문에 1, 2년마다 검사를 하면 암에 의한 사망 염려는 없다. 다행스럽게도 예방효과를 가장 크게 기대할 수 있는 암이다.

최근 췌장암의 증가가 두드러진다. 폐암이나 대장암에 비해 사망 절대수는 아직 적지만, 이제부터 점차 늘어날 것이다. 폐암은 금연이나 헤리칼 CT에 의한 조기발견이라는 대책의 대략적인 목표는 세워져 있다. 대장암은 지방섭취 제한이나 분변검사로 대책을 세울 수 있다. 그러나 췌장암은 구체적인 예방 대책이 없다(단지 지방분과 담배를 줄이고, 야채, 과일, 섬유를 섭취하는 1차 예방에 신경을 쓸 수밖에 없다).

췌장암의 원인으로서 세균감염이나 담즙의 췌장 역류에 의한 만성염증이 생각되나, 이에 대한 특별한 대책이 없다. 더구나 췌장암에 걸리면 5년 생존율은 3∼4%로 대단히 낮다. 난치암이라는 간암, 폐암, 식도암의 5년 생존율이 최근 급속히 개선되고 있는 데 비하여, 췌장암의 5년 생존율은 담관·담낭암과 더불어 아직 꽤 힘든 상태이다. 췌장암은 치료방법이 없는 상태로 점차 증가하기 때문에 어려움이 있다.

전립선암은 일본인에게 그렇게 많지 않지만, 현재 미국 남성에게는 가장 주목되는 암이다. 조기발견 할 경우 거의 치료되므로 사망률은 그리 높지 않지만, 원인이 확실하지 않은 상태로 늘고 있다. 전립선암은 폐암의 원인으로 담배가 대표적인 것으로 꼽히는 것과 같이 내세울 수 있는 것은 없으나, 굳이 말한다면 고단백, 고지방식을 들 수 있다.

원래 서양인은 동양인에 비해 혈중 남성호르몬 테스토스테론이 50% 정도 높기 때문에 유전적으로 전립선암에 걸리기 쉬운 인종이라고 말할 수 있다.

전립선암은 일본인에게도 늘고 있는 추세이지만, 절대수는 아직 적다.

고령자는 병원에서 검진할 때 혈액검사에 PSA반응검사를 추가하도록 의사에게 말하면 된다. 그렇게 하면 전립선암의 조기발견이 가능하기 때문이다.

❷ 감소하는 암

위암이 감소하고 있다 ─ 왜 그럴까?

위암은 일본, 일본 하면 위암을 말할 정도로 일본의 위암은 국제적으로 유명했다. 그런데 위암이 최근 조금씩 감소하고 있다. 아직 폐암 다음으로 많지만, 위암에 의한 사망이 자궁암과 함께 조금씩 감소하고 있다. 앞으로 더욱 줄어들 것이다. 왜 그럴까? 뛰어난 항암제가 만들어졌는가? 혹은, 의학·의료가 눈에 띌 만큼 진보된 것일까?

사실은 그런 이유가 아니고, 식생활의 개선이나 열의 있는 관계자들의 설득에 의한 조기발견의 성과이다. 예전에는 미국에서 위암이 가장 많았다. 그런데 냉장고가 보급되어 식품의 보존이 염장에서 냉장으로 바뀐 1930년경부터 줄어들기 시작하여 현재는 보기 드문 암이 되었다.

위암은 식품 중 염분의 과잉섭취가 가장 큰 원인으로 생각되었고, 최근

감소하는 암의 요인

- 위암 : 식생활 개선과 암의 진단·치료(집단 검진의 인간 도크, 직장검진, 병원진찰을 포함)에 의한 조기발견.
- 자궁암과 간암 : 생활환경의 청결과 화학예방.

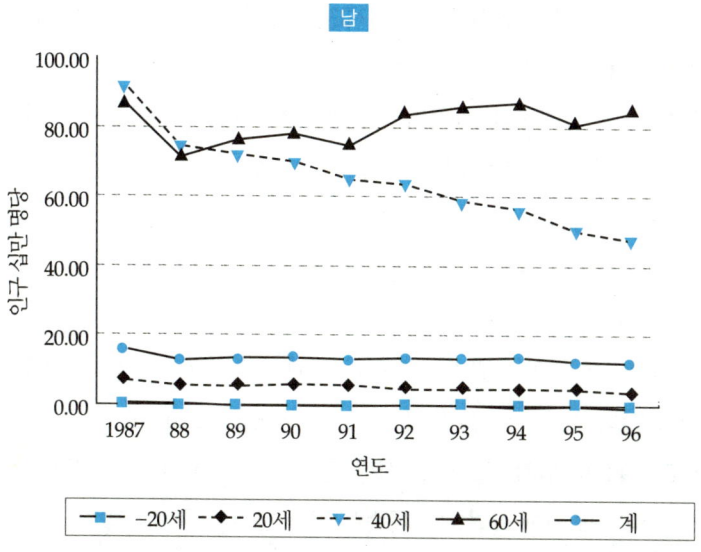

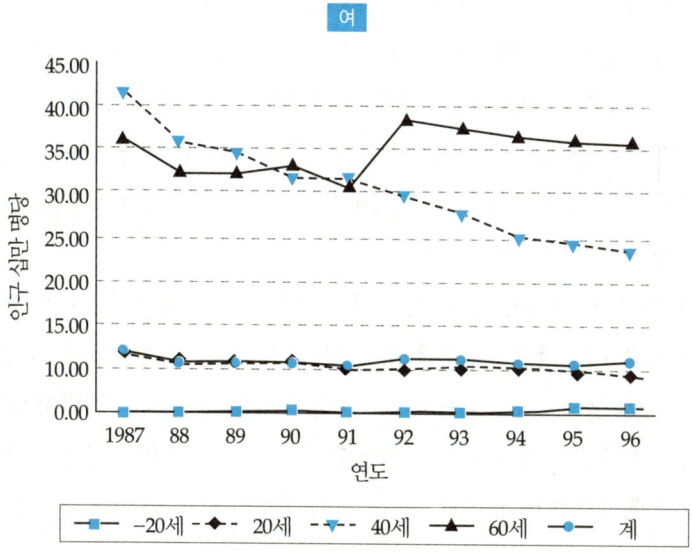

[그림 5-4] 한국의 연령별 위암 사망률(1987년~1996년)

증가하는 암 감소하는 암

일본에서도 염분의 섭취량이 적어지면서 위암으로 인한 사망이 줄어들기 시작하였다. 그러나 연구가 진행되면서 위암의 원인이 염분 때문만은 아니라는 것이 밝혀졌다. 바이러스 감염(EB바이러스), 세균감염(헬리코박터 파일로리균)을 들 수 있고, 또한 흡연도 그 원인으로 생각하게 되었다.

최근 염분섭취의 감소와 더불어 위생환경의 개선으로 바이러스나 세균의 감염증이 상대적으로 적어진 것과 흡연율이 어느 정도 저하된 점이 위암이 감소하는 요인으로 나타났다.

조기발견은 위암의 감소에 얼마나 성과가 있을까? 일본에서 일찍이 시작한 위암의 집단 검진은 전국으로 보급되어 그 결과는 긍정적으로 평가되었고, 확실히 위암으로 인한 사망 감소에 공헌하였다. 우리들의 주변에서도 위암이 조기에 발견되어 목숨을 건진 사람들이 적지 않다.

그러면 이제까지 열거한 몇 개의 요인 중에 과연 어떤 요인이 암 사망 감소에 제일 크게 공헌하였을까? 이것을 조사하기 위한 성과물이 몇 개 있는데, 그중에 식생활 개선(1차 예방)과 암의 진단 · 치료(집단 검진의 인간 도크, 직장검진, 병원진찰을 포함)를 비교한 결과, 후자의 공헌이 컸고 약 60%를 차지한다고 하는 니가타(新潟) 현 암센터의 사사키(佐々木壽英) 박사 등의 조사가 있다. 적어도 이제까지 일본의 위암 감소에는 검진 · 치료의 효과가 상당히 큰 것 같다.

앞으로는 어떻게 될까? 이미 위암은 검진을 거의 하지 않는 유럽에서도 줄고 있고, 미국에서도 위암은 검진 없이 크게 감소했던 사실을 미루어볼 때, 일본에서도 이제부터는 검진 · 치료의 기대와는 별도로 가만히 있어도 위암은 점차 감소 할 것이라 추측할 수 있다. 즉 우리들의 의학적 노력과는 별도로 생활환경이라는 대단히 큰 힘에 의해서 암이 늘거나 줄어들고 있는 듯하다.

자궁암과 간암

일본인의 자궁암은 자궁경부(질부에 가까운 부위)에서 발생하는 것으로 이것은 자궁내막에서 생기는 서구인의 자궁암(여성호르몬과 관계가 깊다)보다 발견하기 쉽고 그 부분을 청결히 하는 것만으로 충분히 예방효과를 기대할 수 있다. 자궁암이 일찍이 일본 여성에게 가장 무서운 병이었다는 사실이 거짓말 같다. 즉, 생활환경이 청결하게 된 (또는 국소를 깨끗이 관리하게 되었다) 것만으로 자궁경부암이 실제적으로 해결되었다고 생각해도 좋을 정도다. 다만 개발도상국에서 자궁암은 유감스럽게 아직도 많다. 파필로마 바이러스 감염 등 위생 상태와 흡연과의 관계 또한 지적되고 있다.

간암의 원인으로 알코올을 생각하는 것은 오래 전의 일이다. 현재 간암의 원인으로는 B형 간염 바이러스, C형 간염 바이러스, 곰팡이 독소인 아플라톡신 B_1, 담배, 알코올의 다섯 가지를 생각하고 있다. 아프리카나 중국의 지방에 따라서는 간암이 많이 발생하는데 B형 간염 바이러스, 아플라톡신에 의한 것이 많다.

일본에서의 간암은 C형 간염바이러스에 의한 것이 많고, 사망률은 여성에게서는 줄어들고 있으나, 남성의 경우에는 오히려 점차로 증가하는 추세다. 그러나 간염 바이러스가 젊은 층에서 감소하고 있으므로, 간암 사망률은 가까운 장래에 남녀 모두에게서 감소할 것으로 예측된다. 바이러스 백신의 개발도 진전되고 있고, 간암의 높은 발생 가능성에 대한 화학예

 간암의 원인

간암의 원인으로는 알코올은 물론 B형 간염 바이러스, C형 간염 바이러스, 곰팡이 독소인 아플라톡신 B_1, 담배의 다섯 가지이다.

방도 시도되고 있다. 특히 간암 수술 후 일어나기 쉬운 새로운 2차 원발간암 발생에 대해서는 비환식(非環式) 레티노이드가 유효하다고 한다(기후〈岐阜〉 대학 무토〈武藤泰敏〉 명예교수)

남아시아의 구강암—결국에는 줄여야 한다!

남아시아에는 구강암이 많이 발생한다. 구강암이 진행되면 식사를 할 수 없어 보기에도 불쌍하다. 구강암에 의한 사망자수는 폐암, 위암, 유방암 다음으로 아주 많다고 하면 놀라운 일이지만, 구강암이 인구 밀집지인 남아시아 일대의 나라들(인도, 파키스탄, 방글라데시, 스리랑카, 남중국, 말레이시아, 캄보디아, 베트남, 라오스, 타이, 미얀마, 인도네시아, 파푸아뉴기니)의 대표적인 암이라는 것을 알면 납득할 수 있을 것이다. 다만 이러한 나라들에서 암에 관한 신빙성 있는 통계는 없지만, 구강암은 전체 암에 의한 사망의 10~30%를 차지하고 있다.

구강암의 원인은 누구나 다 알듯이 '씹는 담배'이다. 빈랑수의 잎에 담배잎과 에리카너트, 소석회(消石灰)를 넣고 싸서 입안에서 장시간 계속해서 씹는다.

씹는 담배의 습관을 없애면 구강암은 당연히 줄어들 것이다. 그러나 스리랑카의 예를 들면, 이 씹는 담배는 포르투갈의 식민지(1505년~)시대 이전인 아마도 지금부터 2,000년 정도 전부터 종교적 양식에서 시작되어 생활습관이 되었기 때문에 그리 간단하게 그만둘 수 없는 듯하다. 특히 이 습관은 저소득 근로자에게 많으며, 타는 듯한 더위 속에서 노동 후에 씹는 담배는 쾌감과 도취를 주는 휴식이기 때문에 그들에게는 없어서는 안 될 생활의 일부가 되었다. 생활수준의 향상과 함께 젊은 층에서는 약간 줄고 있으나, 그 대신에 이번에는 흡연 습관이 퍼지고 알코올섭취도 늘어 구강암 그 자체는 결코 줄지 않았다.

구강암의 원인은 국소 자극이지만, 배경에는 여러 가지 촉진인자가 존재한다. 예를 들어 영양부족은 구강암의 촉진인자가 된다. 특히 철분 등 미네랄, 비타민 A 등 비타민류가 부족할 수밖에 없는 저소득자에게는 빈혈에 의해 구강점막이 얇아져 자극에 의해 상처가 생기기 쉽다. 구강 내의 비위생적인 상태 또한 구강암의 촉진요인가 된다. 원래 씹는 담배 자체가 비위생적인 데다 세균감염이 되어, 만성 염증이 구강암의 발생을 촉진한다.

유일한 예방책은 물론 씹는담배를 끊는 것이지만 이것이 좀처럼 잘 안된다.

페라데니야대학 의학부 구강병리의 멘디스 교수는 빈랑수 잎을 씹는 습관을 없애지 못 해도, 그 안에 담배잎을 넣지 않는 것만으로도 구강암은 반으로 줄 것이라고 말한다.

유감스럽게도 많은 환자들은 구강암이 진전되어도 아프지 않으면 그대로 방치하고, 식사를 할 수 없게 되거나 목 주변의 림프절 전이가 부어 오르면 그때야 병원을 찾는다.

암에 대한 교육이 얼마나 중요한가, 그러나 그것이 얼마나 힘이 드는가를 통감한다. 다만 암은 언젠가는 반드시 줄어들 것이며, 또한 줄여야만 한다.

VI. 암의 유전 소인 및 대응

　암의 원인은 유전, 환경, 개인차 등 다양하지만 환경적인 원인이 유전보다 크다. 따라서 암 예방의 중요성은 더욱 커진다. 유전적인 경우에도 태어날 때부터 나타나는 것 외에 생후 환경에 의해 새롭게 만들어지는 것이 많기 때문에 예방의 차원에서 '유전 상담'과 장기적인 후속 카운슬링이 중요하다.

　또한 일반적으로 바이러스나 세균에 의한 발암(생물발암)의 강도는 흡연 등에 의한(화학발암) 여러 암의 발암 강도보다 약하다는 점에서 암 예방에서 생활 습관이나 환경의 개선이 얼마나 중요한지 알 수 있다.

VI. 암의 유전 소인 및 대응

VI. 암의 유전 소인 및 대응

– 예방효과를 좌우한다 –

암은 타고나는 것일까?
생성되는 것일까?

　암의 원인은 외적인 것만은 아니다. 태어나면서 부모로부터 물려받은 내적인 원인도 많다. 외부로부터의 원인(발암성 인자)에 대한 생체의 감수성(素因)의 차이, 즉 개인차도 있고 유전이나 면역도 또한 크게 관계된다.

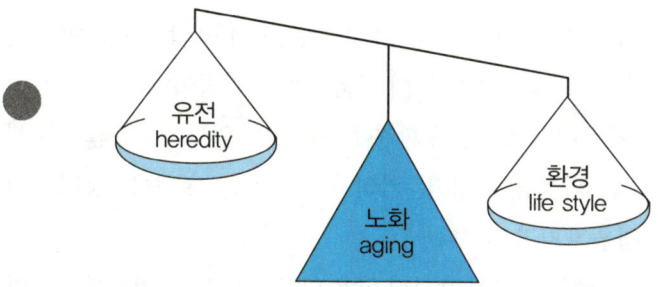

암의 원인은 유전 등과 같은 내인(內的 要因)과 환경과 같은 외인(外的 要因)이 있다. 인간 집단으로 보면 외인에 비중이 있는 것 같지만, 개개인으로 보면 동일하지 않다.

① 암의 소인이란?

암은 타고나는 것일까? 생성되는 것일까?

암은 '타고나는 것' 일까? '생성되는 것' 일까? 즉, 암의 소인은 유전일까? 혹은 환경 때문일까? 이 질문에 답하는 것은 꽤 어렵지만 대단히 중요하다.

왜 '타고나는 것' 인지, '생성되는 것' 인지를 문제시하는 것은, 만약 타고나는 것이라면 예방하려는 우리들의 노력에 한계가 있는 것이고, 생성되는 것이라면 예방에 의한 노력의 효과는 상당히 기대할 수 있기 때문이다.

결론부터 먼저 얘기해 보자. 여러 정보와 많은 전문가의 의견을 참고로 하여 한마디로 말하면, 암은 '타고나는 것' 도 있으며 '생성되는 것' 도 있는데, 전체적으로 보면 '생성되는 것' 의 비중이 '타고나는 것' 보다 크다고 한다. 그렇다면 물론 암 예방에 대하여 기대를 해도 좋다.

하지만 이러한 결론은 인간을 집단으로서 보았을 때 가능한 추론으로서, 인간을 개인으로 보면 어떤 사람은 암에 대해 '타고난 것' 이 100%에 가까울 수 있고, 또는 반대로 '생성된 것' 이 모두를 차지하는 경우도 있다.

예를 들어 유아의 망막아종이나 윌름스종양은 '타고나는' 비율이 대단히 크고, 이와는 반대로 담배를 많이 피운 사람의 폐암이나 피폭 후의 백혈병은 '생성되는 것' 으로서, 즉 환경에 의한 것이 압도적으로 많다고 생각해도 좋다. 타고나는가, 생성되는가의 추정은 집단으로 보는 경우와 개인으로 보는 경우에 따라 다르다.

문제는 망막아종암과 같이 흔하지 않은 암이 아니라, 우리들에게 좀더 흔한 위암이나 폐암, 간암, 유방암과 같은 암에 대하여 유전(타고나는 것)과 환경(생성되는 것)의 균형이 어떤가 하는 것이다. 실태는 확실하지 않지만, 전체적으로 원인은 역시 환경이 유전보다 큰 비중을 차지한다고 볼 수 있다. 이것은 미국에 사는 일본인 2세들이 같은 일본인이지만 미국에서 생활한다는 것만으로 유방암이나 폐암, 전립선암, 대장암 등이 늘고 반대로, 위암이 줄었다는 사실로서도 알 수 있다.

최근 학문의 진보와 더불어 '생성되는 것'뿐만 아니라, '타고나는 것'에 대해서도 조금씩 밝혀지고 있다. 유방암을 예로 들면 BRCA1유전자와 같은 유전자 진단 테스트에 의해 적어도 유방암 중 일부는 '타고나는 것'이 관여하고 있다는 사실을 구체적으로 알게 되었다.

그렇다고 해서 '타고나는 것'과 '생성되는 것'의 전체적 균형이 급격히 변화한 것은 아니다. 확실히 BRCA1유전자 변이가 나타난 사람이 유방암에 걸릴 확률은 일본인에게서 30%, 서구인에게 70~80%로 높지만 반대로, 유방암 환자측을 보면 BRCAI유전자 변이가 있는 유방암 환자는 앞에서 말한 것처럼 전체 유방암의 겨우 5%에 지나지 않는다.

본래 '타고나는 것'과 '생성되는 것'은 명확히 구분할 수 없으며, 양자의 경계에는 상당히 불분명한 부분이 있다. 미국의 소아과 의사이며 유전학자인 크누센(Knudsen) 박사는 유방암의 원인 중에 유전(+), 환경(−)일 경우는, '유전적'이라고 해도 좋고, 유전(−), 환경(+)일 경우, '환경

 암 발생

암은 후천적으로 '생성되는' 것이 '타고나는' 것보다 많다고 한다. 전체적으로 보면 환경이 유전보다 큰 비중을 차지한다고 볼 수 있다. 이것은 미국에 사는 일본인 2세들이 같은 일본인이지만 미국에서 생활한다는 것만으로 유방암이나 폐암, 전립선암, 대장암 등이 늘고 반대로, 위암이 줄었다는 사실로서도 알 수 있다.

적'이라고 해도 좋다고 한다. 단지 유전이나 환경 모두를 확실히 할 수 없을 경우나, 반대로 유전과 환경을 모두 생각할 수 있는 경우, 판단은 어려워 유전(-), 환경(-)인 암은 '자연발생', 유전(+), 환경(+)인 암은 '상호발생'이라고 부른다.

여기에서 크누센 박사는 이러한 4개의 가능성이 실제적으로 유방암에 어느 정도의 비율로 존재하는가를 추정해 보았다. 그 결과 순수하게 유전(+), 환경(-)의 '유전 암'은 유방암의 5%이고, 유전(-), 환경(-)인 '자연발생 암'은 15% 이하일 것이라고 한다.

한편, 유전과 환경, 모두 관여하는 유전(+), 환경(+)인 '상호발생 암'은 확실하지 않아, 만약 '상호발생'을 x%라고 하면, 유전(-), 환경(+)의 '환경 암'은 $(80-x)$%로 추정할 수 있다.

이상의 비율이 유방암 이외의 많은 암에 어디까지 보편화될 수 있을지 모른다. 일반적으로 유전(+), 환경(-)의 암은 생후 얼마 되지 않아 발생하는 선천성 암, 소아 암, 또는 젊은 층의 암을 생각할 수 있고, 또한 희귀 암이나, 암이 한곳이 아니라 여러 곳에 발생하는 다발 암(전이가 아니다!) 등을 생각할 수 있다.

쌍생아의 암을 생각하여 보자. 특히 일란성 쌍생아는 유전적으로 닮은 꼴이므로 장차 암에 걸린다면 같은 부위에 같은 유형의 암이 같은 시기에 생기는 것은 이상하지 않다고 생각한다. 그런데 현실적으로 반드시 그렇지 않은 것은 아무리 유전적으로 관계 깊은 쌍생아라도 그것만으로 암에 똑같이 걸리지는 않는다는 것을 나타낸다.

또 하나 소아 암을 생각하여 보자. 소아 암의 원인을 '타고난 것'인가, '생성된 것'인가의 입장에서 보면, 전체적으로는 아무래도 '타고난 것'의 영향이 크다고 할 수 있다. 그렇다면 소아 암의 원인은 바로 '유전'이라고 할 수밖에 없는데, 반드시 그렇지는 않다.

예를 들면 임신중인 엄마가 받은 환경인자가 경태반성(經胎盤性 : 태아의 혈류를 통해서)으로 태아에게 영향을 주어 이것이 소아기 이후에 암으로서 나타나기 때문이다. 이런 '부모의 빚을 아이가 갚는' 식의 소아 암은 결코 유전이 아니라 2세대에 걸친 환경(생성된 것)에 의한 것이다.

이러한 '겉보기 유전'(실제는 환경!)을 알게 된 것은 임산부가 입덧을 멈추기 위해 복용한 다이에틸 스틸베스테롤(DES)이 태아에게 옮겨져 생후 20세가 되면 질부암이 발생한다는 대단히 놀라운 예가 몇 건 있었기 때문이다. 동물실험에서도 임신의 일정시기에 ENU로 약칭되는 발암제를 사용하면 태어나는 아이에게 뇌종양과 기형이 생긴 적이 있다. 탈리도마이드(thalidomide) 복용이나 풍진에 감염된 임산부에게서 태어난 아이의 기형도 역시 유전이 아니다.

부모로부터 아이로 가는 '겉보기 유전'은 여성에게 경태반성으로 생기는 것뿐만 아니라 남성의 정자에 의한 경우도 있다. 이전에 말하였지만 아버지가 골초인 아이가 기형이나 암에 걸리기 쉬운 것도 알려져 있다. 최근 유전자 연구의 진보에 의해서 유전(타고나는 것)의 중요성이 점차로 알려지게 되었으나, 한편으로 '겉보기 유전'(진짜 유전이 아니다)이나 '숨겨진 환경'이 있는 것을 잊어서는 안 된다.

그 다음으로 유전인가, 환경인가의 문제를 각각의 장기암에 관하여 말하고자 한다.

일본암연구회 암연구소의 간노(菅野晴夫) 명예소장은 위암 중에서 널리 퍼지는 미만성(瀰漫性)은 유전적 배경이 크고, 또 하나 장점막형 암은 환경 비중이 큰 것으로 보았다. 마찬가지로 폐암 중에서도 조직학적으로 보면 편평상피암과 소세포암은 담배 등 환경요인의 영향이 크지만, 이것과는 달리 선(腺)암은 흡연 경험이 없는 여성에게도 잘 나타나므로 담배 등의 환경인자 이외에 무언가(예를 들면 유전적인 관여도) 있는 것으로 보고 있다.

대장암은 폴립을 통해서 생기는 것과 폴립 없이 갑자기 나타나는 신생
암(de novo) 타입이 있다. 보통 폴립 타입(유전성인 가족성 폴리포시스를 제
외하고)은 환경이 주된 원인인 듯하나, 신생 암 타입은 비환경(혹은 유전)
인자의 관여가 있을지도 모른다.

유방암에는 폐경 전에 나타나는 것과 폐경 후에 나타나는 것이 있는데,
간노(菅野晴夫) 박사는 폐경 후의 유방암은 환경의 영향이 크고, 한편 폐
경 전의 유방암은 환경보다는 내인성(예를 들면 유전)의 영향이 큰 것으로
추정하였다.

이와 같이 각각의 암을 자세히 보면, 하나의 장기암 중에서도 그 발생
에 관계되는 '타고나는 것'(유전)과 '생성되는 것'(환경)의 비중이 제각
기 다른 것 같다.

유전적인 암의 소인

'암이 유전한다'는 특수한 예(다음 항목)를 제외하고, 일반적으로 암에
걸리기 쉬운 사람의 소인이나 체질이 있어서 이것이 다음 세대로 이어지
는 것이 아닐까?

자신이 암에 걸리기 쉬운 소인이나 체질(유전적 위험이라 해도 좋다)인
가, 그렇다면 어떤 암에 걸리기 쉬운가, 그 가능성은 어느 정도인가, 이러

소인과 체질의 차이

- 소인 : 질병으로 이어지는 어떤 병적인 유전형질.
- 체질 : 병적인 것이 아닌 유전형질에 대해 말하는 것.

한 것들을 생각하는 것은 암 예방에 중요하다. 여기서 소인과 체질의 의미 차이를 살펴보면, '소인'은 질병으로 이어지는 어떤 병적인 유전형질을 말하는 것이고, '체질'은 대부분 병적이 아닌 유전형질에 대하여 말하는 것이다. 단지, 양자의 엄밀한 구별이 어려워 구별하지 않고 사용하는 경우가 많다.

암에 걸리기 쉬운 소인이나 체질의, 유전적 위험을 조사하기 위해서는 여러 가지 방법이 있다. 대략적으로 우선 가계 내에 암이 많이 발생하였는가를 조사하여 보는 것이다. 이렇게 간단한 것이 일단 기준이 된다. 다만, 만약 가계에 암이 많이 발생한다고 하여, 환경적 요인도 있으니까 이것을 다시 소인이라든가 체질과 결부시킬 수는 없다. 혹시 많이 발생하는 암이 희귀한 타입이라든지, 비교적 젊은 연령에서 발생한 경우는 일단 유전적인 위험이 있다고 생각하는 것이 좋다. 이런 것이 밝혀진 후, 다음 항목에서 말하는 것과 같은 유전성 암이 발견되었다.

그런데 인간의 혈액형(적혈구 ABO형이나 백혈구 HLA형)이 암 소인과 관계한다고 한다. 위암, 자궁암은 A형인 사람에게 많고, 백혈병은 O형, A형인 사람에게 많다고 한다. 또한, HLA(인간의 조직적합투원)로 보면, 예를 들면 상인두암은 HLA-BW46항원을 갖는 사람에게 많다든지, 호지킨병은 HLA-B5, B18항원을 갖는 사람에게 많다고 한다.

성별(특히 남자)도 암 체질(혹은 소인)의 하나로 들 수 있다. 혈액 중의 백혈구 중에서도 과립구(대부분 好中球)는 림프구에 비하여 활성산소의 생성이 눈에 띄지만, 남자는 여자와 비교하면 림프구에 대하여 과립구가 차지하는 비율이 높다. 이것은 남자가 여자보다 활성산소의 생성이 많다는 것이다. 더구나 생성된 활성산소의 제거능력도 남자는 약하다고 한다.

자율신경도 남자는 일반적으로 교감 신경계가 우세하여 그만큼 스트레스가 쌓여 활성산소를 생성하기 쉬운 상태라고 한다. 이것이 남자가 여러 남자가 여자보다 활성산소가 많이 생성된다. 더구나 활성산소의 제거능력도 남자는 약하다고 한다. 자율신경도 남자는 일반적으로 교감 신경계가 우세하여 그만큼 스트레스가 쌓여 활성산소를 생성하기 쉬운 상태라고 한다. 이것이 남자가 여러 가지 병에 걸리기 쉽고 단명하는 이유 중 하나이다. 암도 예외는 아니다.

가지 병에 걸리기 쉽고 단명하는 이유 중 하나이다. 암도 예외는 아니다. 그러므로 어느 나라에서도 암은 남자에게 많고 특히 폐암, 식도암, 간장암 등이 눈에 띈다. 여자에게 많은 암은 갑상선암뿐이고, 대장암은 대략 남녀에게 비슷한 비율이다.

발암물질의 대사에도 남녀간의 유전적인 차이가 관계한다. 그 밖에는 인종 차이가 있다. 예를 들면, 미국의 흑인은 백인에 비해 담배에 의한 폐암에 걸리기 쉽다. 흑인은 전립선암에도 걸리기 쉬운 소인을 가지고 있다.

최근 암 유전자의 변화를 조사함으로써, 특정 암의 소인을 밝히고자 하는 시도가 많아지고 있다. RB유전자의 변이가 있는 사람은 망막아종 외에 골육종, 폐암 등에 걸리기 쉽다든지, APC유전자 변이가 있는 사람은 대장암에, BRCA 유전자 변이가 있는 사람은 유방암에 걸리기 쉽다. P53에 유전자 변이가 있는 사람은 여러 종류의 암에 걸리기 쉽다는 등 암 억제유전자의 변화에서 암에 대한 소인은 상당한 정도까지 추정 가능하다.

그러나 이러한 변이는 흔히 나타나는 것이 아니다. 앞에서 말한 것과 같이 BRCA유전자의 변이가 있으면 꽤 높은 비율로 유방암에 걸리지만, BRCA유전자 변이가 나타나는 빈도는 전체 유방암의 5% 정도밖에 되지 않는다. 즉, BRCA유전자는 나머지 95%의 유방암의 소인을 찾는 데는 도움이 되지 않는다는 것이다. 그래서 대부분의 유방암은 소인을 미리 찾기 위해 새로운 유전자 연구(나중에 다룰 대사효소 유전자를 포함하여)가 현재 진행되고 있다.

이러한 유전자 변화를 전부 '소인' 이라고는 할 수 없다. '소인' 은 태어날 때부터 가지고 있는 유전으로서 불변한다는 이미지가 있지만, 이러한 유전자 변화는 태어날 때부터 나타나는 것 이외에 생후 환경에 의해 새롭게 만들어지는 것이 많기 때문이다. 따라서 이런 유전자 변화는 '소인' 에 '환경'이 더해짐으로써 암의 발생 가능성이 높아지는 것이다.

암의 '소인'이나 '체질'은 발암인자에 대한 '감수성'이라 해도 좋다. 발암물질은 그 자체가 발암성을 갖고 있는 것이 아니라, 대부분 체내에 들어와 대사되어 최종적으로 세포의 유전자에 상처를 입히는 구극발암물질이 되어 처음으로 세포에 대한 발암성을 나타내지만, 이러한 과정에는 약품대사 등 사람마다 개인 차가 있다. 이러한 개체 차를 감수성의 차이라고도 한다.

대표적인 연구는 발암물질의 약품대사에 관계되는 효소인 시토크롬 P450으로, 특히 P450을 만드는 유전자에 CYP1A1(시토크롬 P450 1A1) 외에 CYP2D6나 CYP2E1 등 여러 개가 있다.

예를 들면 발암물질 벤조피렌 대사·활성화에 관계하는 CYP1A1이라는 대사효소유전자를 가진 사람은 흡연으로 폐암에 걸리기 쉽다고 한 적이 있다. 이와 비슷한 목표의 보고서는 많다. 그러나 하나의 효소유전자가 실제로 특정한 암의 발생 가능성에 어느 정도 밀접하게 결부되는가는 그리 확실치 않다. 인간의 실제 대사계는 대단히 복잡하기 때문이다. 최근, 대사효소유전자의 하나인 CYP2A6은 담배의 발암물질 NNK를 활성화하는 효소이지만, 이것은 담배 폐암의 감수성과 비교적 잘 상관된다고 한다(홋카이도대학 가마다키〈鎌瀧哲也〉교수). 반대로 혹시 이 유전자 변이가 있는 사람이 있다면 NNK를 활성화할 수 없기 때문에 담배의 폐암 발생 가능성은 적다.

또한 발암물질의 활성화효소와는 반대의 기능을 갖는 해독계의 효소는 하나인 글루타치온 S 트랜스페라제M1(GSTM1)가 있는데, 이 효소가 없으면 발암물질이 해독되지 않기 때문에 폐암 외에 위, 간, 대장, 뇌, 방광 등 여러 가지 장기암에 걸리기 쉽다.

최근, 시나가와(神奈川) 현 암센터의 기하라(木原正博) 박사 등은 하나의 효소유전자뿐만 아니라, 두 개의 효소유전자를 조합하면, 담배와 폐암의 관계를 비교적 분명히 알 수 있다고 밝혔다. 예를 들면 대사효소유전자(CYP1A1)의 활성화와 해독효소유전자(GSTM1/P1)의 결원이 겹칠 경우에는, 담배에 의한 폐암의 감수성과 비교적 쉽게 상관된다는 것이다. 여담이지만, 기하라(本原) 박사 자신이 이 두 개의 변화의 조합에 해당한다는 것을 알고 즉, 자신이 담배 폐암의 소인자라는 것을 알고 금연할 수가 있었다고 자기의 체험을 이야기하였다.

담배와 폐암의 관계뿐만 아니라, 여러 가지 발암물질에 대한 생체의 유전적 소인의 검색이 진행되고 있다. 예를 들면 타서 검게 눌은 재에 포함되어 있는 헤텔로사이클릭아민의 대사활성화효소의 하나인 N아세틸트랜스페라제2(NAT2)는 방광암, 유방암, 대장암의 감수성과 상관있다고 한다. 최근에는 지방섭취와 대장암의 관계, 또한 아플라톡신 B_1과 간암의 관계 등, 여러 가지 발암성 환경인자에 대한 생체 대사계의 특징으로부터 유전적 소인(감수성)을 찾으려는 연구가 활발히 진행되고 있다.

앞에서 말한 암 억제유전자와 대사활성(일부 해독)효소유전자 두 개로 대표되는 연구에 의해서, 이들 유전자의 이상은 암 소인과 어떠한 관계가 있는 듯하다. 마치 알코올의 분해효소인 아세트알데히드(acetaldehyde) 탈수소효소를 가지고 있는가에 따라, 그 사람이 술에 취하는 것이 다른 것

암(癌)! 예방이 최선이다

과도 비슷하다. 이러한 새로운 연구분야는 암의 '유전역학'이나, '분자역학'이라 하여 진보가 놀랍고, 이것의 주된 목적은 암의 소인을 미리 아는 것이다.

이미 말한 유전자 검색에 의한 두 가지 방법뿐만 아니라 암의 소인을 아는 또 하나의 방법으로서, 피검자의 배양백혈구의 염색체가 발암성 화학물질에 의해서 어느 정도 손상될까? 또는 손상받기 쉬운 정도를 추정하려는 연구가 있다. 예를 들면 염색체 절단 등의 손상을 담배의 구극발암물질 벤조피렌지올에포키시드에 의해서 어느 정도 볼 수 있는가를 조사하는 것이다. 폐암의 증세가 나타날 위험은 염색체가 손상받기 쉬운 사람에게서 7배 높았다는 보고가 있다. 암의 원인은 하나가 아니기 때문에 다른 주된 발암물질에 대하여 같은 검사를 병행하면, 발암성 환경인자에 대하여 보다 신뢰성이 높은 유전적 위험을 알 수 있을 것이다.

'암 소인'이라고는 하지만 소인만으로 암이 되는 것은 아니다. 또한 암의 원인이 있다고 해서 꼭 암이 실제로 생기는 것도 아니다. 암의 원인을 받아들이는 생체에 받아들이는 무엇인가가 있고, 또한 그 받는 것을 규제하는 유전적 배경(소인, 체질)이 맞물려 처음으로 암이 되는 것이다.

'암 소인'이 있을 경우, 소인의 농도가 문제이다. '유전성 암'은 단 한 개의 유전자 이상이 암이 될 정도로 소인농도가 꽤 높지만, 이처럼 드문

유전성 암의 암 소인

'유전성 암'은 단 한 개의 유전자 이상으로 암이 될 정도로 소인농도가 꽤 높다. 일반 암의 암 소인은 단독으로 암을 야기할 정도로 강한 것이 아니다. 그러나 암 소인이 환경과 나이라는 요인이 겹쳐서 암이 될 가능성도 높아진다.

암의 유전 소인 및 대응

경우를 제외하고, 일반 암의 경우에는 암 소인은 단독으로 암을 야기할 정도로 강한 것이 아니다. 암 소인은 약하면서도 다소간 모두가 가지고 있는 것으로 생후의 여러 가지 환경과 연령(시간)이 겹쳐서 암이 될 확률이 높아져 발생 가능성도 높아지는 것이다.

혹시 암 소인을 전혀 가지고 있지 않는 사람이 있다면, 이런 사람은 아마 어떤 강력한 발암인자가 주어지더라도 그것에 의한 영향을 받지 않을지도 모른다. 그러나 이런 사람이 과연 있을까?

앞으로 연구가 진행되면 개개인이 어떤 암에 어느 정도 걸리기 쉬운 소인을 갖고 태어났는가를 알게 될 것이다. 어떤 유전자 변화로 어떤 암이 되기 쉽다든지, 또한 담배를 피워 폐암이 될 위험성이 어느 정도인가 하는 것이다. 다만, 이러한 기술 개발은 암 예방에 크게 공헌할 것이지만, 이것이 과연 어느 정도 개인의 행복으로 이어지는가 하는 것은 별도의 문제이다.

❷ 유전성 암과 그 대응

유전적 관여가 큰 암이 몇 개 알려져 있다. 또한 그와 같은 암은 발병 전에 유전자 진단을 할 수 있게 되었다. 유전성 암은 어떤 암인가, 어떻게 대처해야 하나? 이것도 암 예방의 중요한 항목 중 하나이다.

유전성 암
최근 암의 유전연구는 크누센 박사의 'two hit theory'에 의해서 시작되었다고 할 수 있다. 이 이론의 기본은 망막아종이라는 소아 암은 한 번의 돌연변이에 의해서 시작되는 것은 아니고, 두 번의 돌연변이에 의해서 시작된다는 것이다. 첫번째 돌연변이는 태어났을 때 유전적으로 받은 것과 생후의 환경에 의해서 일어나는 것이 있는데, 두 번째 돌연변이는 생후 환경에 의해서 일어난다. 어쨌든 망막아종은 특정한 염색체부위(RB유전자)의 이상(돌연변이 등)에 의해서 일어난다.

망막아종은 영·유아의 눈 망막에 생기는 드문 악성종양으로, 양쪽 눈에 발생하는 것(15~30%)과 한쪽 눈에 발생하는 것(70~75%)이 있다. 양쪽 눈인 경우는 전부 유전성이고 한쪽 눈이라도 일부(10~15%)는 유전성이고, 나머지(55~65%)는 비유전성이라 한다. 어느쪽이든 크누센 박사의 환자에 대한 주의 깊은 관찰로부터 나온 중요한 고찰이었다.

리프라우메니 증후군이 최근 들어 주목받고 있다. 이것은 특정 장기의 암이 아닌 연부종양, 골육종을 비롯한 여러 가지 장기의 암(유방암, 뇌종양, 백혈병 등)이 많이 발생하는 가계의 존재를 알아차린 두 연구자 이름을 붙여 리프라우메니 증후군이라 부른다. 유전 형식은 성염색체 이외의 염색체상의 유전자에 의해서 지배되는 상염색체성(常染色體性)의 우성유전으로서, 원인이 되는 유전자는 P53으로 밝혀졌다(P53 같은 '암 억제유전자'는 열성유전자로 일대<一對 : 2개>의 돌연변이가 있어 처음으로 암화한다. 다만 암의 유전 형식은 우성유전이다).

덧붙여서 말하면 P53유전자의 결원은 리프라우메니 증후군의 암 외에, 위암, 폐암 등 상당히 많은 암의 원인과 관계가 있고, 일반적으로 치료 후의 경과도 나쁘다. 또한 다른 유전자 변화에 P53의 변이 등 이상이 가해지면, 최초의 암이 나은 후에도 2차암, 3차암이 일어나기 쉽다.

가족성대장선종증(FAP)도 대표적인 유전성 질환으로 이 병에 걸리는 데에는 특정 유전자(APC유전자)의 이상이 필요 조건이고, 상염색체성 우성유전을 나타낸다. 처음에 나오는 폴립은 암은 아니지만, 다음에 미만성(瀰漫性)으로 나타나는 많은 폴립은 곧 대장암이 된다. 폴립증은 대장 전부를 제거하지 않으면, 곧바로 나머지 부분에서 암이 생긴다.

유전성비선종증성대장암(HNPCC)은 폴립증을 동반하지 않는 대장암에서 상염색체성 유전 형식이다. 이러한 가계를 몇 건 보고한 Lynch 씨의 이름을 붙여 Lynch증후군이라고도 부른다. 대장뿐만 아니라 자궁내막암, 난소암, 위암, 췌장암 등을 동반한다. 이 증후군의 원인은 DNA를 복제할 때 생기는 잘못을 복원하는 기능을 하는 유전자(특히 hMSH2, hMLHI 등) 변이에 의한다고 생각된다. 이 복원유전자의 변이가 생기면, 복제가 잘못되어 유전자가 복원되지 않고 그대로 쌓이기 때문에 대장암 이외에 앞에서 말한 여러 가지 암을 동반하기 쉽다. 이상의 유전이 얽힌 두 개의 대장암(FAP와 HNPCC)은 전체 대장암의 약 5%를 차지한다.

유전성 유방암은 앞에서 언급했지만, 그 밖에도 유전성이라고 생각되는 암은 몇 가지 있지만 생략한다.

암과는 직접 관계가 없는 열성유전성질환이 암을 만들기 쉽다는 예가 몇 개인가 발견되었다. 색소성건피증(XP)이 그 예이다. 이 열성유전성질환은 10세 이하의 유ㆍ소아가 일광에 예민하기 때문에 얼굴 등에 염증을 일으키고, 약 90%의 다발성 피부암을 일으키는 고발암성 유전병의 하나이다. 피부암이 발생하는 것은 색소성건피증환자의 세포는 자외선에 의한

 암의 유전

암의 유전도 멘델의 법칙에 따른다. 부모로부터 아이가 받는 유전 양식의 하나는 우성유전이고, 또 하나는 열성유전이다. 만약 부모 중 한쪽이 우성유전자를 갖고 있으면(한쪽이 갖고 있지 않았을 때) 태어나는 아이 중에서 그 우성유전자를 가질 확률은 50%이다. 또 하나 열성유전자를 양친 모두 갖는다면 아이의 25%가 열성유전병으로 발병하고, 50%가 열성유전자를 물려받는다.

암(癌)! 예방이 최선이다

DNA 장해를 복원하는 기구에 이상이 있기 때문이라고 한다(일본의 XP환자는 일광에 노출되지 않도록 하거나, 햇빛에 타는 것을 방지하는 약을 바르는 것으로 현재 거의 모든 피부암을 예방할 수 있다).

그 밖에 말초혈관확장성운동실조증, 브룸증후군, 판코니빈혈도 고발암성 열성유전병으로, 어느것이나 백혈병 등의 발생률이 높다.

이들 유전이 관계되는 모든 암은 부모로부터 아이에게 어떻게 전해질까?

암의 유전도 멘델의 법칙에 따른다. 부모로부터 아이가 받는 유전 양식의 하나는 우성유전이고, 또 하나는 열성유전이다. 만약 부모 중 한쪽이 우성유전자를 갖고 있으면(한쪽이 갖고 있지 않았을 때) 태어나는 아이 중에서 그 우성유전자를 가질 확률은 50%이다. 또 하나 열성유전자를 양친 모두 갖는다면 아이의 25%가 열성유전병으로 발병하고, 50%가 열성유전자를 물려받는다.

망막아종으로 대표되는 유전성 암은 우성유전이고, 색소성건피증 등 고발암 유전성질환은 열성유전이다.

지금까지 알고 있는 유전성 암은 몇 가지 특징이 있다. 하나는 발생빈도가 비교적 적은 유형의 암이라는 것이다. 인간에게 잘 볼 수 있는 폐암, 위암에는 분명한 유전적 배경은 아직 발견되지 않았다. 또한 연령적으로 젊은 층에게 발생하는 경향이 있다. 40세 이후 암 연령이 되어서 나타나는 암이 아니라, 40세 정도 젊은 층에게 발생하거나 또는 어릴 때 발생하는 경우가 많다.

유전성이라 보이는 암은 과연 우리들의 생활환경 개선 등에 의해 예방할 수 있을까? 그 효과에는 자연히 일정한 한계가 있을지 모르지만, 환경의 관여도 충분히 생각할 수 있기 때문에 생활환경의 개선으로 가능한, 두 번째 이후 세포의 돌연변이를 일으키지 않도록 하는 것이다. 정기적인 검사로 암을 조기발견하는것도 중요하다. 이러한 노력으로 피해를 최소화할 수 있다. 유전성종양이라 해도 절대로 포기하지 말아야 한다.

소아 암

소아 암은 성인의 암보다 연령적으로 일찍 발병하는 것이 아니다. 암이 생기는 장기도 다르고 발생 모지(母地) 세포도 다르다. 예를 들면 성인에게 많은 폐암, 위암, 유방암이 상피성 세포에서 유래하는 '암종(癌腫)'인데 비해, 소아 암은 백혈병을 비롯하여 골육종, 망막아종, 신경아종 등 비상피성 세포에서 유래하는 '육종'이 많다. 이것만 보아도 소아 암은 성인의 암과는 기본적으로 다르다는 것을 알 수 있다. '대상'이 다르다기보다는, 우선 그 원인이 다르다.

소아 암의 원인에 관하여 생각해 보자. 정확한 원인은 아직 불분명하지만, 유전(+), 환경(-)이나 유전(-), 환경(-)의 두 개의 가능성을 생각할 수 있다. 이것은 성인의 암이 주로 유전(+), 환경(+)이나 유전(-), 환경(+)의 가능성을 생각하기 쉬운 것과는 대조적이다.

그리고 암화의 원인이 되는 세포의 돌연변이는 소아 암에서는 유전적으로 '자연스러운' 돌연변이를 생각하는데, 성인의 암은 환경에 의해서 '유발'된 돌연변이를 생각하게 된다.

세포의 돌연변이 횟수와 암화를 살펴보면, 소아 암은 적은 횟수로 아마도 2~4회 돌연변이로 암화한다. 한편, 성인의 암은 적어도 4회 이상의 돌연변이가 일어나지 않으면 암화되지 않는다.

이러한 사실로부터 암 '예방'의 가능성을 생각하면, 돌연변이를 억제하면 성인의 암은 크게 기대할 수 있지만 소아 암에는 한계가 있다고 한다.

'치료'에 대한 전망은 성인의 암에는 일정한 한계가 있는 데 비해 소아 암은 매우 고무적이다.

다만, 유전과 관계 깊은 암이 힘든 이유 중 하나는, 치료되더라도 그것으로 끝이 아니기 때문이다. 언젠가 다른 새로운 암이 생길 가능성이 있기 때문이다. 예를 들면 망막아종은 치료되었다고 해도, 유감스럽게 그것이 끝이 아니라, 그 후에 골육종이 생기는 경우가 있다. 자세히 조사하면 이러한 소아 암은 이전에 말한 RB유전자의 돌연변이 외에, 특히 P53유전자의 돌연변이가 가해져 발생한다는 것을 알고 있다. 또한 이러한 아이가 성장한 후 폐암(소세포암유형)이 되는 경우가 있고, 이것은 염색체 3번 짧은 팔(短腕)의 부위에 돌연변이가 일어나서 발생된다고 한다. 이것은 RB유전자의 이상은 망막아종뿐만 아니라, 그 이외의 여러 암의 발병과 얽혀 있다는 것을 뜻한다.

유전성 암, 또는 유전과 관계된 암은 이제부터 많이 발견될 가능성이 있다. 단지 암의 유전은 3세대 이상에 걸쳐 장기 생존하는 수많은 가계를 조사하여 찾아야 하는 것으로, 이후 아이를 적게 낳는 경향이 진행되면서

 성인 암과 소아 암

• **성인이 걸리기 쉬운 암**
  폐암, 위암, 유방암 등 상피성 세포에서 유래하는 암종.
• **소아 암**
  백혈병, 골육종, 망막아종, 신경아종 등 비 상피성 세포에서 유래하는 육종.

성인 암과 소아 암이 다른 이유 ➡ 암화의 원인이 다르기 때문이다.

유전연구는 더 힘들어질지도 모른다.

유전적 위험성의 유전자 진단

필자의 미국 친구(외과의) 부인이 유방암으로 세상을 떠났다. 외과의로서 유감스러웠지만 또한 걱정이 되어 두 딸에게 BRCA1유전자의 검사를 권하였다.

돌아가신 부인이 이 유전자의 변이가 보였기 때문에 혹시라도 두 딸에게도 같은 변화가 있을지 몰라 마음에 걸렸기 때문이다.

유감스럽게도 두 딸은 모두 BRCA1유전자의 변이가 인정되었다. 사랑하는 부인을 잃은 것뿐만 아니라 두 딸도 앞으로 유방암이 될 가능성이 높은 것에 마음이 아팠다(그 후 어떻게 됐다는 소식을 듣지 못했지만, 아마 타목시펜에 의한 화학예방을 받았을 것이다).

BRCA1의 변이가 있으면 40세 이하의 사람에게는 20%, 50세 이하는 50%, 70세 이하는 80~90%(일본인은 약 모든 연령대에서 30%)가 유방암 발생의 가능성이 알려져 있다. 유방암뿐만 아니라 난소암(위험률 50~60%), 대장암도 잘 발생한다고 한다.

원래 BRCA1유전자의 변이가 인정되는 것은 서구인에서 200~600명 중 한 명이라고 하니까, 결코 높은 비율은 아니지만, 일단 이 유전자의 돌연변이가 있는 사람은 유방암 등 발암 가능성이 높아진다.

또 하나 APC유전자의 이상은 대장암의 발생 가능성을 높이는 것으로 밝혀졌다. APC유전자에 K · RAS유전자, P53유전자의 이상이 겹치면 대장암 발생뿐만 아니라, 점차로 악성도가 높은 대장암으로 진행된다.

최근 미국의 TV나 신문에서 유전자 진단이라는 말이 자주 나온다. 유전자 검색에 의해서 자기가 앞으로 어떤 암에 걸리기 쉬운지 발생 가능성을 조사하는 것이다. 이 중에서도 BRCA1유전자나 APC유전자는 학문적으로 잘 연구되어 실제로 임상에서도 널리 응용된다. 최근 새롭게 BRCA2 유전자의 변이가 있으면 난소암이나 남성의 유방암, 또는 췌장암이 발생하기 쉽다는 것을 알게 되었다.

그렇다면 여러분 스스로는 BRCA나 APC유전자의 유전자 진단을 받을 필요성을 느끼며 또한, 이것을 가족에게 권하겠습니까?

학문의 진보로 유방암이나 대장암 발생 가능성을 예지할 수 있으니, 암 예방을 위하여 더할 나위 없이 좋을 것이다. 그러나, 유전자 진단을 받는 사람의 입장에서 생각하면 유전자 진단이 그리 유쾌한 일만은 아닐 것이다.

유전자 진단으로 인해 유전자 변이가 있는 것이 본인뿐만 아니라 주변 사람에게까지 알려지면 결혼이나 취직에 지장이 있거나, 보험가입에 불이익을 받는 등 다양한 문제가 일어날 것 같다. 무엇보다도 자기가 머지않아 유방암이나 대장암이 걸릴지도 모른다는 것은 심각하고, 대단히 괴로운 것이다. 이렇게 되면 오히려 자신의 암 소인을 조사하지 않는 것이 좋다고 생각하는 사람도 있을 것이다.

사람에 따라 유방암이 되는 것을 너무나 두려워한 나머지 예방적으로 유방을 외과적출하여 버리든지, 가족성대장선종증인 사람이 대장암의 불안으로부터 대장을 떼어 버리는 경우도 있을 것이다. 유방이나 대장을 떼어 버리면 유방암 · 대장암이 될 걱정은 없지만, 몸과 마음의 부담은 크다.

암 발생 가능성을 찾기 위한 유전자 진단은 원래 긍정적인 면이 부정적인 면보다 압도적으로 클 것이고, 그렇지 않으면 의학연구의 진보는 의미가 없다. 자기가 앞으로 유방암, 대장암이 되기 쉽다는 것을 알면, 암이 발생하지 않도록 생활양식에 주의하고, 암이 되어도 조기발견 · 조기치료로 암화를 막는 것은 가능하다. 암의 위험성을 미리 아는 것에 대한 고통도 이러한 긍정적인 면을 생각하여 대책을 진행시키는 것으로 극복해 나갈 수 있다.

유전 상담

유전과 관계가 깊은 소아 암이 걸린 아이를 가진 부모는 세상에 많지만, 그 괴로움은 알려져 있지 않다. 유전과 관계되는 암은 자신의 가계에 무엇인가 나쁜 피가 흐르는 것은 아닌가, 조상 탓이 아닐까, 결국 자기를 다그치게 된다. 이것은 유전에 대하여 정확하게 이해하지 못한 채 유전을 터부시하기 때문이다. 반복하지만, 소아 암은 떳떳하지 못한 것이 전혀 없으며, 또한 부끄러운 것도 아니다.

인간은 누구나 암이 될 유전 소인을 조금씩 가지고 있다. 유전성 소아 암(예를 들면 망막아종)의 생존자에게서 태어난 자녀는 같은 암이 발병하기 쉽다. 이러한 우성유전의 경우를 제외하고, 열성유전인 경우는 가끔 양친으로부터 암 소인 유전자가 겹치고 환경인자도 더해져 나타나는 아주 우발적인 것이다. 그러므로 암에 걸릴 확률은 대단히 낮아, 이러한 의미에서 그 사람들(아픈 아이와 가족)에게는 불운한 것이었다. 그러나 이것은 누구의 책임도 아니다. 이런 사실이 일본에서는 아직 충분히 알려지지 않아서 많은 사람이 불필요한 고민을 하고 있다. 이것은 정말로 유감스러우며, 우선, 이러한 오해나 편견을 없애는 것부터 시작되어야 한다.

최근 흥미 있는 보고가 있었다. 이전에 산발성 소아 암(유전성이 증명되지 않은 보통 소아 암)에 걸린 사람의 자녀나 손자가 어떤 암이 발병하기 쉬운가를 조사한 결과, 소아 암을 경험하지 않은 사람의 자녀나 손자와 비교하여 특별한 유의차는 없었다. 지나친 걱정은 불필요한 것이다.

미국의 병원에는 '유전 외래' 라는 곳이 있는데 그곳에서는 유전 카운슬러가 유전과 관계있는 환자의 모든 걱정거리를 상담한다. 암이 되는 것을 걱정하는 사람이 많고, 그것이 자기 아이들에게 영향을 주는 것을 걱정하는 사람도 많다.

'유전 외래' 의 상담 대상은 물론 암에 국한되지 않고, 선천성 이상질환 등 유전에 관계되는 모든 것이다. 상담을 하는 유전 카운슬러는 잘 훈련된 사람들이고, 유전에 관해서 고민하는 사람들에 대하여 적절한 대응을 할 수 있다. 유감스럽게도 유전 상담은 일본에서는 아직 잘 이루어지지 못했다. 그 이유는 의학교육에서 '유전학' 자체가 중시되지 않기 때문이다.

이런 유전 상담에서 힘든 문제도 있다. 사실을 알고 나서 환자가 불행해지는 경우도 있기 때문에, 환자의 알고 싶지 않은 권리도 존중해야 한다. 또한 알고 난 후의 불안을 해소하기 위해서 장기적인 사후 상담(follow-up)도 필요하다. 일본에서도 현재, 유전 카운슬러의 양성, 그전에 유전학 교육이 급선무이다.

유전성 암은 최근 유전자 진단의 진보로 조기에 발견하게 되었다. 그러나 유감스럽게도 암 이외의 질환은 일반적으로 치료의 전망이 없는 것이 많다. 몇 년 전 일본의 홋카이도대학에서 행해진, 유전병의 하나인 아데노신데아미나제결손증(선천성 면역부전증)에 대한 유전자 치료의 성공은 물론 예외이며, 많은 유전성 질환에 대한 진단은 진보되었지만, 아직 치료가 부족한 현실이다. 그러나 암(많은 소아 암)은 어떻게든 낫는 경우가 많다.

유전 상담

'유전 외래'의 상담 대상은 물론 암에 국한되지 않고, 선천성 이상질환 등 유전에 관계되는 모든 것이다. 상담을 하는 유전 카운슬러는 잘 훈련된 사람들이고, 유전에 관해서 고민하는 사람들에 대하여 적절한 대응을 할 수 있다. 이런 유전 상담에서 힘든 문제도 있다. 사실을 알고 나서 환자가 불행해지는 경우도 있기 때문에, 환자의 알고 싶지 않은 권리도 존중해야 한다. 또한 알고 난 후의 불안을 해소하기 위해서 장기적인 사후 상담(follow-up)도 필요하다.

암의 유전 소인 및 대응

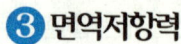

3 면역저항력

암의 면역예방

생체에는 감염증에 대한 저항력이 있다. 그렇다면 암에 대한 저항력도 당연히 있어야 하고, 그 저항력 중 하나는 면역이다. 신체의 면역력이 약해지면 암에 걸리기 쉽다. 예를 들어 동물실험에서 면역 지표 중 하나인 NK 세포의 활성이 약해지면 암에 걸리기 쉽고, 또한 방사선을 쏘인 동물도 면역(T림프구의 기능 등 전체적인 생체방위기능)이 억제되어 암의 증식이 쉬워진다. 이처럼 약해진 면역을 원래의 정상 상태로 만들어 암을 예방하려는 것이 '면역예방'의 목적이다.

다음과 같은 경우가 있다. 에이즈 환자는 특히 helper 림프구의 기능이 약해져서 여러 감염증에 걸리기 쉬울 뿐 아니라, 카포지육종(헤르페스8형 바이러스 감염에 의한)이나 비(非)호지킨악성림프종을 동반하기 쉽다. 그리고 장기이식시, 이식될 타인의 장기를 생착시키기 위해 인공적으로 면역억제제를 사용해야 하는데, 이러한 면역억제 상태(면역이 정상적으로 기능하지 못하는 상태)의 사람에게 암이 발생하기 쉬운 것도 잘 알려져 있다.

사람에게도 일상적으로 면역이 약해지는 경우가 있다. 감기나 독감(influenza)에 걸리면 면역기능이 약해지는 것이 증명되었다. 담배나 알코올, 과식(특히 지방) 등 불건전한 생활을 해도 면역이 떨어진다. 단지 스트레스나 피로만으로도 NK 세포의 활성이 떨어진다. 특발성피로증후군이

 면역예방의 목적

약해진 면역력을 정상 상태로 만들어 암을 예방하려는 것.

라는 원인불명의 심한 피로를 호소하는 사람은 종종 NK 활성이 확실히 저하되어 있다. 따라서 NK 세포의 활성을 측정하여, 개인의 생활양식의 건전도를 점검하고자 하는 시도가 있을 정도이다.

그러면 NK 세포의 활성은 외부로부터 여러 가지의 영향으로 간단히 조절되기 쉬운 것이며, 과연 이것이 인간의 암 세포 증식과 어느 정도 관계되는지(암과의 관계의 특이성)는 아직 충분히 밝혀지지 않았다. 그런데 독감에 걸리면 피부반응검사(여러 가지의 항원에 대한 피부의 세포성면역반응)가 음성화하는 것으로도 알 수 있듯이, 암 세포의 증식을 허용하는 면역억제 상태에 있는 것이라고 생각할 수 있다.

단지 몸의 면역이 떨어졌다고 해서 곧 암 세포의 증식이 생긴다는 확실한 증거는 없다. 단지 면역이 떨어진 상태가 장기적으로 계속되면 자는 것과 같은 암 세포에서 싹(암화의 진전, 암 세포의 증식)이 트기 쉽다고 생각할 수 있다

이것은 간접적이지만 지금까지의 많은 사실로부터 알 수 있다.

암 세포의 증식을 허용하는 면역이란 구체적으로 어떤 것일까? 생체에는 T림프구(그중에는 여러 가지의 하부구조가 있다)의 기능을 주체로 하는 복잡하고 치밀한 면역계가 있어, 외계의 자극에 대하여 교묘히 대응하고 있다. 시토킨(cytokine) 네트워크라고 하여, 우리들의 생체는 림프구로부터 나오는 면역활성물질(IL2, IFNγ, TNFα 등)과 면역억제물질(TGFβ 등)의 상호 균형 속에서 이루어지는데, 외부로부터의 자극(예를 들면 독감 등 감염증이나 강한 스트레스)이 있으면, 때에 따라 면역활성 물질의 생성이 저하되고 반대로 면역억제물질의 생성이 많아져 버린다. 그러면 피부반응검사는 음성화되고, 생체의 면역은 전체적으로 저하하여, 암의 증식을 허용하게 된다.

덧붙여 말하면, 생체의 면역력의 변동에는 개인차가 있다. 암과 관계있

는 면역이 떨어지기 쉬운 사람이라든가, 반대로 회복이 빠른 사람이 있다. 이것이 어떤 요인에 의해서 정해지는 것인지 확실한 증거는 없지만, 아마 생체의 유전적 소인과 관계가 있을 수 있다.

면역에는 전신 면역도 있고, 암 세포가 생기는 국소조직의 면역도 있다. 대장점막을 조사하여 보면 암화하는 것처럼 보이는 점막국소에는 시토킨 중 하나인 PGE_2나 $TGF\beta$라는 여러 가지 면역억제물질이 만들어지는 경우가 많다. 이런 물질이 만들어지면 국소의 암 세포는 적어도 국소면역에 의한 저지 없이 증식하기 쉽다.

참고로 말하면 발암작용을 하는 것은 원래 전부 면역억제작용을 갖고 있다. 화학물질이나 바이러스나 방사선 등 발암작용이 있는 것은 정도의 차이는 있지만, 생체의 면역을 약하게 하는 기능을 갖고 있다.

이렇듯 면역이 약해진 생체나 국소에 암이 발생하기 쉽다면, 그 약해진 면역을 정상으로 되돌리면 암을 예방할 수 있을 것이다. 이 '면역예방'에는 어떤 방법이 있을까, 우선은 면역을 떨어뜨린 조건을 빨리 제거하는 것이다. 감기나 독감도 빨리 치료하고, 담배, 알코올, 과식을 그만두고, 스트레스가 있으면 빨리 해소하여 원상복귀하는 것, 피로하면 충분한 휴양과 수면으로 피로를 없애는 것이다. 그리고 쾌식·쾌면·쾌변으로 몸 상태를 조절하는 것이다. 그렇게 하면 결과적으로 면역은 원래의 정상 상태가 될 것이다.

면역을 떨어뜨린 원인을 제거하는 것뿐만 아니라, 면역력을 인공적으로 회복시켜 주는 시도가 있고, 그를 위한 식품도 있다. 각종 비타민이 풍부한 식품은 면역촉진작용이 있고, 버섯류 등 일부는 이미 건강식품으로 판매되고 있다. 비전문가는 취급할 수 없지만 PSK 등의 면역요법제(일종의 항암제)에도 충분히 면역을 촉진시키는 작용이 있다. 실제로 그러한 약 가운데 하나인 N·CWS는 전쟁중에 세토나이카이(瀨戶內海)의 독가스

공장에서 일하던 사람들에게 많이 발생한 폐암의 예방에 사용하였던 적이 있다.

건강한 사람들의 정상면역을 좀더 높여 주면 어떨까? 이상적으로 암의 예방효과를 얻을 수 있을지는 모르나, 실제적으로는 그렇지 않다. 우선, 정상면역은 그 이상은 잘 올라가지 않는다. 만약 무리해서 높이려 하면 면역의 이상항진(異常亢進) 상태를 초래할 염려가 있다. 직접적인 증거는 없지만, 이것이 하나의 자극이 되어 오히려 암의 원인이 될지도 모른다. 요컨대 떨어진 면역을 원상태로 하는 것 이외에는 무리가 있다. '면역요법'과 '화학예방'은 닮은꼴이다. 예를 들면 아스피린, 스린다크 등 비(非)스테로이드계의 항염증제는 대장암의 예방에 유효하다.

이런 작용을 하는 메커니즘은 대장점막의 PGE_2의 기능을 억제하기 위한 것이기 때문에 면역예방이라고 할 수도 있고, 사용하는 것은 화학물질이므로 화학예방이라고 해도 좋다. 2개의 의미를 합하면 '면역화학예방'이라고도 할 수 있다. 또한 면역예방은 넓은 의미로 화학예방의 하나로 생각해도 좋다.

조금 다른 이야기지만, 예전부터 암 세포에 대하여 신체 면역이 정말로 작용하는지 여부가 논의된 적이 있다. 면역은 이물질을 제거하고자 하는 힘이다. 그러나 감염증이 외부로부터 세균, 바이러스에 의해 일어나는 경우와는 달리 암은 원래 자기 세포였기 때문에 암에 대한 면역이 생기기 어

면역예방의 방법–면역을 떨어뜨리는 원인제거

감기나 독감치료, 담배, 알코올, 과식을 금하고 스트레스 해소, 피로회복, 쾌식, 쾌변, 쾌면으로 몸 상태 조절.

려운 것이 분명하다. 그래서 암 세포는 면역이라는 감시의 눈을 피해 어려움 없이 생체 내에서 늘어나게 된다. 한편, 돌연변이에 의해 만들어진 새로운 암 특이항원이 세포막면에 생겨나는데, 이것이 표적이 되어 생체의 T림파구 등의 기능에 의해 공격받는 것도 실증되었다. 새로운 '면역요법'에 대한 시도가 현재 진행되고 있고, 하루라도 빠르게 성공하기를 바란다. 그러면, 이것이 '면역예방'의 기대에 연결될 가능성은 어떨까?

아직도 미지의 생체―그 해명을 바라며

암 바이러스에 감염되어도 반드시 암이 된다고는 할 수 없다. 실제로 암이 되는 것은 그 일부에 지나지 않는다. 암 바이러스에 감염되어도 암에 그리 쉽게 걸리지는 않는다. 그 이유는 무엇일까?

몇 개의 사례를 들어보자. HTLV 바이러스는 성인 T세포성백혈병(ATL)을 일으키는 바이러스이지만, 많은 전문가는 HTLV의 감염자(항체 음성자)가 평생에 걸쳐 ATL 백혈병에 걸릴 확률은 100명 중 겨우 1명에도 미치지 않을 것이라고 한다.

유명한 바키트림프종이나 비인두(鼻咽頭)암(이 외에 호지킨병, 비호지킨악성림파종)을 만드는 EB 바이러스도, 감염자 1000명 중 발암확률은 한 명 이하에 지나지 않는다. 또한 자궁경암의 원인이라고 생각되는 파필로마 바이러스(16, 18형)도 암을 만들 가능성은 일반적으로 아주 낮다고 생각된다.

간염 바이러스에 의한 간암의 위험률은 비교적 높은 편이지만, 그래도 B형 간염 바이러스는 감염자 100명 중 생애에 1명, C형 간염 바이러스는 감염자 100명 중 10명이 간암에 걸린다고 한다(여러 가지 의견 중에서 가나자와대학〈金澤大〉 고바야시〈小林健一〉 교수의 견해).

암과 관계가 없는 홍역은 어떨까? 홍역 바이러스 감염자는 아마 100명 중 100명이 그 해에 홍역에 걸린다. HIV 바이러스의 감염자는 100명 중 약 50명 이상은 AIDS에 걸린다. 이러한 것을 보면 인간의 '암 바이러스' 가 얼마나 암을 만들기 힘든지 알 수 있다(그럼에도 불구하고 암 바이러스라고 불린다).

암 바이러스에 감염되어도 암이 되는 것은 아주 일부이고, 대부분은 암에 걸리지 않는다. 시험관 속과는 달리 사람의 신체는 암 바이러스에 의한 암의 발생을 억제하는 어떤 기능이 있기 때문일 것이다. 여기에도 암화의 진행에 대한 생체의 유전적인 관여의 차이가 있는 것일까? 유감스럽게도 그에 대한 해석은 거의 없다. EB 바이러스를 예로 들어 보자. EB 바이러스의 감염을 받은 B림프구는 림프구 세포의 핵 안뿐만 아니라 그 막면(膜面)에도 에부나항원이라는 표적이 되기 쉬운 항원을 만들지만, 이 항원은 생체면역(특히 CTL이라고 하는 암 세포를 죽이는 림프구)의 공격 목표가 되어 죽게 된다. 그러므로 에부나항원을 갖는 세포는 생체면역의 공격에 의해 무한정 늘어날 수 없다(이것은 화학물질에 의한 발암과 다르다).

바이러스에 의한 암은 이처럼 세포 막면의 생체면역에 의해 공격받는 표적 항원이 되기 쉽다는 것이, 암 바이러스에 감염되어도 암에 쉽게 걸리지 않는 이유 중의 하나라고 생각되는데, 이 외의 것은 거의 알려져 있지 않다.

위암의 원인으로서 헬리코박터 파일로리균도 평생 발병할 확률은 일본에서 보균자 100명 중 1명이라고 하거나, 혹은 10명이라고도 한다(후자는 홋카이도대학 아사카〈淺香正博〉 교수의 견해). 이것은 파일로리균의 보균자라도 나머지 90명은 위암에 걸리지 않는다는 것이다. 여기에도 생체에 미지의 무엇이 유전요인에 관여하는 것일까?

최근 주간지 등을 보면 파일로리균 감염이 있으면 모두 위궤양이 위암이 되어 버린다는 인상을 받게 되는데, 실제로 암이 될 가능성은 아주 낮다. 왜 그럴까? 원래 파일로리균의 암을 만드는 잠재력(potential)은 그다지 강한 것이 아니다. 위암의 원인은 파일로리균 이외에 염분, 담배, EB 바이러스 등 불특정 다수의 것이 많다. 암의 원인이 여러 가지일 때, 특히 하나의 원인만을 강조해서는 안 된다. 더구나 유전이나 면역 등 생체 내 미지의 요인을 생각한다면 한층 더 그렇다.

발암성의 강도를 비교해 보면, 일반적으로 바이러스나 세균에 의한 발암(생물발암)의 강도는, 예를 들면 흡연에 의한(화학발암) 여러 암의 강도와 비교하면 약하여, 양자에 아주 큰 차이가 있다. 이런 차이점을 알아두면 암 예방을 위한 중요한 지혜가 된다.

위암의 원인과 발암성의 강도

위암의 원인

헬리코박터 파일로리(암을 만드는 잠재력이 강하지는 않다), 염분, 담배, EB바이러스 등.

발암성의 강도

바이러스나 세균에 의한 강도는 흡연 등 화학물질에 의한 것보다 약하다.

VII. 암 예방은 자기 책임이다

　암에는 유전적 배경이 있어서 전적으로 자기 책임이라고 하기는 어렵다. 그러나 성년기 이후의 암 예방은 자기 책임이다. 의사에 의한 건강교육상담이나 기본적인 1차 진료의 실천과 시민 스스로 하는 셀프케어의 이상적인 융합이 요청된다. 특히 어릴 적부터 학교교육에서 시작되는 실용적인 건강교육은 암 예방과 사회간접비용을 줄이는 데 크게 기여할 것이다.

VII. 암 예방은 자기 책임이다

VII. 암 예방은 자기 책임이다

암에 대한 자기 책임과 마음가짐

이제까지 암을 만드는 외인과 내인에 대하여 개설하였고, 그 예방에서 마땅히 갖추어야 할 기본과 실제를 논하였다. 마지막으로 암 예방에 있어서, 특히 중요한 '1차 예방'을 실행할 때 개개인이 마음속 깊이 새겨두지 않으면 안 될 문제도 있다.

❶ 자기 책임이란?

하늘은 스스로 돕는 자를 돕는다

옛날 영국의 사무엘 스마일즈가 쓴 『자조론(自助論)』이라는 책이 널리 읽힌 적이 있다. 이 책은 자신의 것은 자신이 하라, 혼자서 생각하고 혼자서 고안하여 스스로 노력해라, 그 결과 자신도 향상되며 나라도 번영한다는 것이다. 이 자립자조의 생각은 영국에서 일본으로 건너와, 메이지(明治) 시대의 근대화를 짊어진 청년들에게 큰 영향을 주었다.

자립자조라든가 자기 책임의 개념(『自助論』이 말하는 self-care)은 정치, 경제적 측면만이 아니라, 자신의 건강, 특히 암 예방과 관련지어 말할 수 있다. 혹시 자신의 건강에 책임을 지지 않고 무관심하거나 타인에게 맡겨 버리는 상황이 계속되면, 일본은 암 예방뿐이 아니라 자기 건강을 돌보지 않는 사람들이 많아져 건강치 않은 나라가 되고 그 결과 의료비는 높아져 이윽고 나라가 몰락하는 운명에 처한다고 해도 결코 지나친 말이 아니다.

'건강은 자신의 책임' 이라는 생각은 미국 사람의 몸에 밴 사고방식이다. 미국은 이민으로 형성된 나라여서 의지할 것은 자신뿐이라는 생각이 나라를 만드는 기본이고 따라서 건강 문제, 또한 자기 자신의 책임으로 받아들이는 사람이 많다. 그래서 담배가 나쁘다면 나라 전체가 금연운동을 한다. 그런데 일본 국민은 나쁜 이유를 말하여도 그만두려고 하지 않는다. 그뿐 아니라 담배에 관해 관용하는 사회적 상황을 만들어 버리고 만다. 담배를 피워 병에 걸려도 나라에서 보살펴 주려니 생각하며, 사회적으로 이것을 비난하는 분위기가 없다.

암은 다른 성인병과는 달리 유전적 배경이 있어서 대책에 그 나름대로의 어려움이 있다. 그러므로 암에 걸렸다고 해서 모두 본인 책임이라고 말할 수는 없지만 적어도 성년기 이후의 암에 대해서는 본인의 자기 관리는 책임이 크다. 그렇게 해롭다는 담배를 피워 자신의 건강뿐만 아니라 가족의 건강까지 해치는 것은 정상참작의 여지가 없다고 해도 과언이 아니다.

자기 책임의 확립을 위하여

너무 심하게 말해서도 안 되고 또한 너무 이상만을 말해도 안 된다. 이상을 말하는 것은 간단하다. 단지 자기 책임의 확립은 의료분야뿐만 아니

암(癌)! 예방이 최선이다

라 다른 모든 분야에도 필수적인 요소지만, 문제는 어떻게 자기 책임을 실행해 가는가이다.

조시에이요(女子榮養)대학의 하루가와(香川靖雄) 박사는 건강보험제도에 자조(自助) 노력의 개념을 도입할 것을 권장했다. 자신의 건강유지를 위하여 노력하는 사람들이 제멋대로의 생활을 하는 사람들의 의료비까지 지불하는 불합리한 현상을 고치자는 것이다.

하루가와(香川) 박사는 자동차보험이 경감방식을 채용하여 일정기간 무사고일 때마다 보험료를 내리는 것으로 성과를 올리는 것처럼, 고혈압, 고혈당, 비만, 흡연에 해당사항이 없는 사람의 보험료를 낮춰, 건강에 대한 자조 노력의 동기를 부여하는 것은 어떨까 제안하였다. 특히 흡연 습관은 대부분 본인 책임이기 때문에 이 점을 명확히 하려는 것이다. 이미 서구의 생명보험이 금연자에게 우대조치를 하여 성과를 올리고 있다. 이러한 제도의 확대는 단지 암 예방에 중요할 뿐만 아니라, 일본에서도 의료비의 팽창에 따른 재정파탄을 막기 위해서 바람직하다. 암 집단검진의 재검토 논의도 같은 맥락이다. 어쨌든 자기 책임(self-care)을 실행하는 것이다.

다만 이 경감방식이라든가 우대조치도 본인의 생활습관이 바르지 못한 경우로 한정하여, 선천적·유전적인 것 등은 예외로 하는 것이 당연하지만, 판단이 어려운 경우도 있을 것이다. 곤란한 문제가 있다고 해도, 병에 대한 저마다의 자기 책임의 확립을 위하여 나라에서는 근본적으로 제도 개혁을 해야 한다.

흔히 있을 수 있는 문제도 생각해 보자. 가령 말기암을 통지받았다고 하자. 그때 누가 도와줄까? 아무도 도와주지 않는다. 전부 자기의 책임이다. 그때 담배를 끊었으면 좋았다든지, 빨리 병원에 갔었다면 좋았을 것을 하고 당황하여 예전의 생활을 반성해도 소용없다. 인간이 절망의 수렁에 떨어졌을 때, 비로소 알게 되는 대단히 중요한 깨달음으로 이것을 건강한(하다고 생각하는) 평상시부터 생각하고, 실행하여야 한다. 혹시 자기 책임을 수행하고 스스로 노력을 했는데도 말기암이 되었다면, 그때는 하늘의 뜻으로 받아들이고 당황하는 일 없이 담담하게 인생을 끝낼 수 있을 것이다.

셀프케어(self-care)의 어려움

'셀프케어'라는 말을 자주 사용하게 된 것은 1970년대이다. 미국에서 노령인구와 만성병의 증가, 의료비의 앙등, 의료에 대한 불신 등을 배경으로 질병의 예방은 자기의 관리책임하에 하지 않으면 파멸적인 결과를 초래한다고 하는 불안으로부터 생겨났다.

셀프케어는 생각지 못한 사이에 의사와 일반 시민의 관계에 논쟁을 불러일으켰다. 예를 들면 셀프케어가 잘 진행되는 것은 좋지만, 어쩌면 의사는 일반 시민이 셀프케어에 열심인 것을 환영하지 않았을 수도 있고, 암 예방이 일반화되어 암 환자가 적어지면 의사가 난처해지는 것은 아닐까라는 상상이다.

그러나 여기서 반론을 제기한다면, 의사가 셀프케어에 반대하는 것은 있을 수 없는 일이며 오히려 의사는 셀프케어를 잘하는 일반 시민을 격려하고 협력할 것임이 분명하다. 또한 의사 자신도 보다 높은 목표를 향하여 건강교육에 관해서 새로운 상담(counseling) 기술을 배워 이것을 일반 시민에게 제공하는 것이 당연하다.

이러한 사회에서 일반 시민은 더욱 셀프케어에 힘써 건강에 관한 책임을 의사와 나누어 가지게 된다. 의사도 이것에 직업적인 만족감을 경험하고, 의사에 의한 건강교육상담이나 기본적인 1차 진료의 실천과 시민 스스로 하는 셀프케어의 이상적인 융합이 요청될 것이다.

셀프케어는 인간의 주권 확립이라는 시대적 배경에서 생겨나 정착된, 아름다운 이념으로서 이미 하나의 유행이 된 것도 사실이다. 그러나 과연 이것이 유행의 허식을 제거하고 현실적으로 얼마만큼 충실한내용을 얻을 것인가 냉정하게 되물어 보는 것도 필요하다.

예를 들면 셀프케어는 쓸데없는 의료를 피하고 국가의 의료재정을 만회하기 위해 필요하지만, 그렇다고 셀프케어에 대한 지나친 기대는 어쩌면 의료에 관계된 정치가의 단순한 야심에 지나지 않을지도 모른다. 그리고 암 전문가가 정체된 듯한 암 대책을 타개해 보려 시민의 셀프케어에 기대하는 행위는 전도사(傳道師)의 열정처럼 보여도, 결국 전문가가 생각하는 것처럼 되지 않는 현실에 대한 안타까움에 불과할지도 모른다.

기대되는 셀프케어의 경제적인 효과도 셀프케어의 향상과 경제적 이익의 상관 관계이며, 그 수치적 근거는 아직 알려져 있지 않다. 셀프케어의 현실은 모두가 꿈꿀 정도로 전적으로 좋거나 기대한 만큼은 되지 않을 것이라는 걱정이 남아 있다.

'아는 것'을 '실천'하려면

한 번 더 셀프케어의 실행을 위한 단서를 구해 보자. 담배는 신체에 좋지 않은 것은 누구나 잘 알고 있다. 그런데 나쁜 것을 '알고 있다'는 것과 이것을 그만두려고 '실천한다'는 것에는 큰 차이가 있어, 양자는 여간해서 일치하지 않는다.

일본암학회에서 아이치(愛知) 현 암센터연구소장의 도미나가(富永祐民) 박사는 일본의 폐암 증가를 걱정하여 금연의 중요함을 호소하고, 만약, 일본의 흡연율이 지금 상태로 계속되면 큰일이라고 주의를 환기시켰다. 일본 남성의 흡연율을 60에서 30%로 줄일 수 있다면, 일본의 폐암 사망은 30% 감소될 것이라고 하여, 암학회 회원으로부터 절대적인 박수갈채를 받았다. 그런데 여기서 끝나는 경우가 많다. 문제는 호소 후에 암 연구자들조차도 금연의 움직임을 보이지 않은 점이다. 담배와 가장 관계가 깊은 일본폐암학회에서조차 학회 중 회원의 흡연은 자유롭고, 또한 학회가 담배에 관해서 무엇인가 성명을 냈다는 이야기를 들은 적이 없다. 모두 담배의 해를 말하면서 실행단계에서는 나 몰라라 한다. 금연은 개인의 사생활과도 관계된다. 그러므로 단체가 이러니 저러니 말하는 것은 이상하다든지, 혹은 점잖지 못하다고 주저하는 것이다. 그러나 담배가 건강과 관계된 가장 큰 사회 문제이기 때문에 20년 전 미국암학회(AACR)는 정부가 내는 담배에 대한 모든 보조금은 부당한 것이라고 하여 학회에서 반대결의를 하였다. 물론 회의장에 재떨이는 하나도 없었다.

특히 일본에서 급증하는 폐암의 주된 원인이 담배라면, 개인도 조직도 그 사실을 잘 '알고', 그 대책으로서 어떠한 '실천'을 해야만 하는데, 일본의 암 학자는 국민이 폐암의 무서움을 모른다고 한탄할 뿐이다. 그러나 그 무서움을 모르는 것은 암 학자나 임상 의사 자신일지도 모른다. 1997년에 일본호흡기학회가 겨우 흡연에 관한 권고를 내고, 다음해에 일본암역학연구회가 '방연, 금연, 분연의 권장'을 발표했을 뿐이다.

그러면 '안다'는 것에서 '실행'을 위해 구체적으로 어떻게 하면 될까? '말하는 것은 쉽고 행하는 것은 어렵'지만, 여기서 '아는 것'에서 '실천'의 순서를 몇 개의 단계로 나누어 생각하여 보자.

우선 의료인은 금연에 관해서 충분한 정보를 가지고 정보의 근거를 분명히 시민(금연희망자)에게 설명하는 것이다. 배우는 입장의 개인은 그것을 잘 배워, 질의를 반복하면서 사실이 옳은 것을 인식한다. 그러나 정보는 전하는 것만으로는 충분하지 않다. 그 사람을 납득시켜야 한다. 납득시키기 위해서는 어떻게 하면 될까? 그 요령 중 하나는 개인에게 질문하여 직접 대답하게 하는 것이라고 한다.

골초에 대하여 의료인은 "왜 골초가 되었다고 생각합니까?", "이대로 있으면 어떻게 되겠습니까?", "앞으로 어떻게 하면 좋겠습니까?" 등 차례차례 질문하여, 해답을 그 사람 자신에게서 얻는 것이다. 그 사람은 자기가 대답하는 것은 자기의 생각이 전제되어 있기 때문에 그 나름대로 책임도 있어서, 언젠가 스스로 납득하여 점차로 셀프케어의 필요를 느끼는 경우가 많다.

다음에 '안다'는 것에서 '실천하기' 위하여, 의료인은 개인에게 동기를 부여하고 개인은 실천하기 위하여 시도하게 된다. 그 다음 행동하는 단계가 되었을 때 의료인의 기술적 충고가 필요하다. 그리고 행동을 할 수 있게 되면 그 행동을 어떻게 유지할까, 만에 하나라도 중단하지 않도록 의료인은 평가와 용기를 주는 것이 필요하다.

여기서 중요한 것은 의료인과 개인(금연희망자)의 인간관계이다. 직책 분담으로서 말하면 스포츠에서 코치와 선수 같은 관계가 바람직하다. 코치는 선수 개개인의 능력이나 버릇, 몸 상태 등을 숙지한 뒤에 개별지도를 한다. 능숙한 코치를 만나면 선수는 지도자를 신뢰하여, 선수의 역량을 충분히 발휘할 수 있을 것이다.

중요한 것은 '아는 것'으로부터 '실행'하는 어려움을 모두가 사전에 충분히 알아두는 것이다. 실행이 어려운 이유는 그 가장 큰 원인이 가령 잘 진행된다고 해도 예상보다 긴 시간이 걸리기 때문이다. 따라서 서두르지 않고 느긋하게 하여야 한다. 또한 지나치게 해서도 안 된다. 서두르거나 지나치게 열심히 하여도 역효과를 초래한다는 것이 잘 알려져 있기 때문이다.

"로마는 하루아침에 이루어지지 않았다"라는 말처럼 생체 내에서 암이 되기까지의 시간은 꽤 길다. 따라서 예방 대상이 암인 경우 남의 일처럼 생각해서 '긴장감'이 여간해서 생기지 않는다. 암에 대한 '공포감'은 있어도 '긴장감'이 생기기는 어렵다.

암의 또 하나 어려움은 유전적 소인이 얽혀 있는 점이다. 따라서 담배를 끊고, 알코올을 삼가하고, 지방을 피하고, 스트레스에 잘 대처하여, 성인 군자와 같은 생활을 하더라도 암에 걸리지 않는다는 보증은 없으며, 반대로 불섭생하더라도 암이 된다고는 말할 수 없다. 여기에도 '아는 것'을 '실천' 하는 데 어려운 일면이 있다.

❷ 건강교육

건강 붐─그 문명사적 배경

현재 건강 붐이 일고 있다. 이것은 아마 일본 역사상 처음 있는 일이다. 지금까지 경제적으로 가난하고 의식주의 어려움 속에서 자신의 건강을 생각할 여유조차 없었다. 더구나 암 예방까지 신경 쓸 여유가 없었다. 그러나 경제적으로 여유가 생기고 평균수명이 연장되면서 무병장수하기를 바라게 되었다. 그래서 건강 붐이 일기 시작하여 암 예방에도 관심을 가지게 되었다.

어떤 신문의 좌담회에서 『대영제국쇠망사』의 저자, 나카니시(中西輝政) 씨가 다음과 같은 이야기를 하였다. "지금 일본에서는 건강 붐이 이상하게 일어나고 있다. 이것은 금세기 초 영국과 같이 번영한 사회가 조금씩 쇠퇴하기 시작하면서 이상하게도 건강 붐이 일어났다. 당시 영국의 신문을 보면 약 광고로 가득하였고, 온천 붐도 고대 로마와 같은 정도였다. 이것은 문명사의 관점에서 생각하더라도 흥미 있다. 한 시대가 막다른 시점에 이르면 개인이 갖고 있는 관심이 노출되는 현상으로 보편성이 있다. 각 잡지를 보더라도 전체적으로 암에 대해서 대단히 상세하게 각론이 가득하다. 세밀한내용은 있지만 암을 극복할 가능성 등 먼 미래를 향한 발전적이고 종합적인 논고는 보이지 않았다."

나카니시(中西) 씨가 건강 붐을 문명사의 배경에서 보는 착안이 재미있고, 특히 건강 붐이 그 사회가 번영으로부터 쇠퇴하기 시작될 때 높아진다는 견해 또한 흥미롭다. '건강'을 언제까지나 유지할 수 없는 것은 인간이 반드시 죽음을 맞이한다는 것으로 알 수 있다. 그렇다면 '건강'에 대한 관심은 아주 비생산적(소비형)이라고 해야 한다. 더욱이 건강의 사회적 가치에 관계되는 합의도 충분하지 않은 상태에서 일어나는 붐이다. 이러한 상황은 한 인간이, 사회가 혹은 하나의 국가가 역시 종말이나 쇠퇴의 전조라고 할 수 있을지도 모른다.

그러나 건강 붐을 쇠퇴의 상징으로 여긴다는 것은 조금 씁쓸하다. 인간이 언젠가 죽는다고 해도 건강(의료·복지를 포함하여)에 대한 노력은 비생산적(소비형)인 것이 아니라 오히려 풍요로운 장래를 향한 '투자'라고 보아야 한다. 실제로 미국과 같이 번영이 계속되고, 쇠퇴를 모르는 나라에서도 건강 붐은 대단하다. 바라건대 성인병에 관한 옳은 정보를 입수하여, 이것을 적절히 판단하여 실행하고 또한 이것을 자기 책임과 셀프케어의 정신으로 실행해 나가는 것이 중요하다.

시인 사뮤엘 울맨은 "늙음은 사람이 나이를 먹는 데서 오는 것이 아니라 이상을 잊는 데서 생긴다"라고 하였다. 건강 붐을 쇠퇴나 퇴폐로 파악하지 말고 이념과 꿈을 가진 생기 있고 생산적인 것으로 바라보아야 한다.

셀프케어

적극적인 사고로써 암 예방에 대한 자기 책임이나 셀프케어의 인식이 사회통념으로서 생겨날 수 있도록 해야 한다.

적극적인 사고로써 암 예방에 대한 자기 책임이나 셀프케어의 인식이 사회통념으로서 생겨날 수 있도록 해야 한다.

학교와 지역의 건강교육

건강교육은 어떠한 사람들을 대상으로 시작하면 좋을까? 최근 '지역단위의 건강교육'을 하고 있다. 미국에서는 대단히 큰 프로젝트로서 몇 개의 주에 해당하는 주민을 대상으로 하기도 한다. 이 건강교육의 주요 목적은 현재는 순환기질환 대책으로, 주로 심근경색을 예방하는 것이다.

그 하나인 'CACTH'라고 약칭되는 것은 1991년에서 1994년에 걸쳐 허혈성심질환의 예방을 목적으로, 미국의 4개 주에 있는 96개의 초등학교를 대상으로 실시된 학교교육 프로젝트이다. 식생활(염분, 지방), 운동, 흡연의 세 분야로 학교수업에 덧붙여 가정과 연계된 교육이나 학교환경의 개선을 시도하였다.

이 계획에는 60~70명이 종사하였고 예산은 7년 동안 약 20억 엔이었다. 프로젝트의 책임자 G. S. 파셀(Parcell) 박사에 의하면 이 사업에서 가장 힘들었던 것은 학교 선생님을 어떻게 납득시켜야 하나? 어떻게 계약할까? 그리고 활동내용을 7년간 어떻게 일정하게 계속 유지할 수 있을까 등이었다고 한다. 다행히도 식생활, 체조, 흡연 등의 지도효과는 대상 초등학생(실제의 개선효과는 그 후 중학생이 되어)에서 볼 수 있었을 뿐 아니라 가정의 부모, 형제에게도 영향을 주었다고 한다.

일본에서도 소아에 대한 건강지도는 이미 학교보건회 등 각 관계단체에서 실시되고 있다. 단지 유감스러운 것은 설계내용이 구체적이지 못하고 그 성과가 좀처럼 나타나지 않는 것이다.

여기서 잊어서 안 될 것은 건강교육에 관계된 '사람을 육성하는 것'이다. 아무리 훌륭한 구상이나 충분한 예산이 있더라도 건강교육을 하려는 열의가 없으면 일은 전혀 진행되지 않는다. 건강교육만큼 힘들고 그 성과가 나타나기 어려운 것도 없다. 그래서 몇 번이나 좌절감을 느낄지도 모른다. 그러나 그 어려움을 극복할 수 있는 인재를 만드는 것부터 시작하지 않으면 참된 건강교육은 성립되지 않는다. 천리 길도 한 걸음부터이다.

세상에 어려운 일이 많지만, 건강교육도 그 하나라고 할 수 있다. 원래 건강은 남으로부터 교육받는 것이 아니라 자발적으로 배워 스스로 실행해야 한다. 본인이 그런 생각을 갖고 있지 않으면 아무리 남에게 배워도 의미가 없다. 그러므로 본인이 자발적으로 한 걸음 내딛어 행동의 변화를 일으키도록 돕는 것이, 앞으로 건강교육에 거는 바람이다. 이런 의미에서 순진한 아이들에 대한 건강교육은 특히 중요하다. 아이들은 진솔하게 받아들일 것이며 그들에 대한 건강교육은 국가적 프로젝트로서 본격적으로 몰두해야 할 필요가 있다. 건강교육은 어른이 되어서는 너무 늦다. 그 목적은 아이들에게 자기 책임의 확립과 셀프케어의 실행을 기대하는 것이다.

역사적 교훈

의료에서도 역사로부터 배우는 것이 많다. 가까운 예로 순환기질환 예방에 대한 국민 모두의 운동이 성공하였다. 여기에서 옛날의 에피소드를 두세 가지 이야기 해 보자. 앞으로 암 예방에 참고가 될 것이다.

수백 년 전 14세기를 중심으로 유럽 전역에 페스트가 대유행하여 사람들이 3,000만 명에서 4,000만 명 정도 죽었다. 검은 반점이 생겨 죽기 때문에 흑사병이라고도 하였고, 당시 민중의 공포는 상상을 초월하였다. 이 역사적인 공포의 추억은 현재 유럽의 어떤 작은 마을에 가더라도 페스트 기념비가 도시 한가운데에 서 있는 것으로도 상상할 수 있다. 페스트의 원인이 페스트균인 것은 1894년에야 알게 되었지만, 14세기 당시에는 물론 원인불명이었고, 처음에는 치료방법도 없었다. 결국 페스트의 유행에

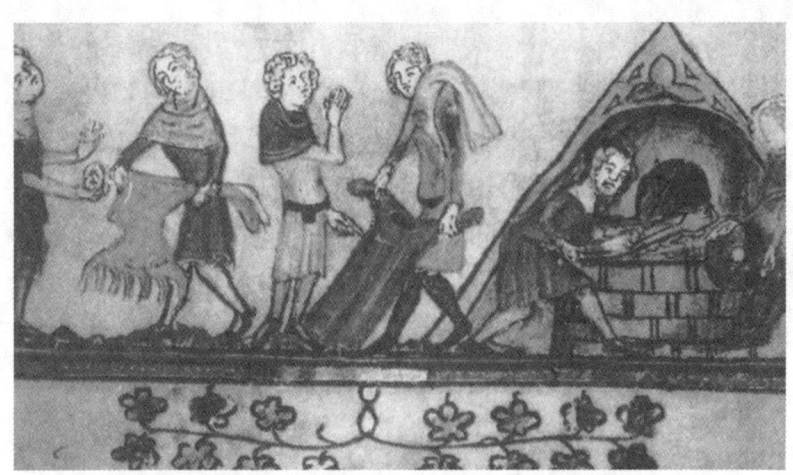
14세기 유럽을 휩쓴 페스트에 대한 당시 사람들의 대응은 현대에도 교훈이 된다

그들은 어떻게 대처하였는가?

우선 고열로 죽어 가는 사람의 집 현관에 못을 박고, 환자와 가족이 출입할 수 없도록 하였다. 그래도 수습되지 않으면 유대인의 탓으로 돌려 마을의 유대인을 모아 화형시켰다.

드디어 페스트의 유행은 점차 수습되었지만, 이 공포의 전염병이 끝난 큰 이유는 페스트에 걸린 사람의 의복을 모두 태워 버렸기 때문이다. 유대인 살해는 물론 문제였지만 페스트균이 쥐가 매개하는 공기전염인 것을 생각하면 페스트균이 묻은 의복을 태운 것은 정말로 알맞은 대책이었고, 항생물질이 없던 시대에 가능한 최선의 방법이었다.

현재 성인병의 가장 큰 요인은 담배이다. 담배와 페스트는 전혀 관계없지만, 굳이 현재의 담배를 옛날의 페스트로 예를 들어 보면 의복을 태우는 것으로 페스트가 줄었던 것같이 담배를 끊으면 암은 상당히 감소할 것이라는 교훈만은 현재에도 효과가 있을 것이다. 그런데 금연이나 분연이 생각하는 것같이 진행되지 않는 현상을 보면 14세기의 페스트 대책의 성공과 대조된다. 유감스럽게도 페스트의 교훈은 반드시 현재에 효과가 있다고 말할 수 없다.

러일전쟁시 사례를 통해 배울 수 있는 점이 있다. 각기병이 비타민 B₁ 결핍에 의해 생긴다는 것은 잘 알려져 있지만, 메이지 시대 초반에는 그 원인을 아무도 몰랐다. 다리가 나른해지고, 저리며, 붓기 시작하며 눈, 심장도 나빠지면서 죽어간다. 당시 '죽음의 병'이라고 하여 두려워하였다.

다카기 가네히로(高木兼寬 : 후에 지에이 의대〈慈惠醫大〉 설립자)는 해군으로서 각기병의 원인은 백미 편식에 의한 영양결핍으로 생각하였다. 그런데 육군은 각기병이 세균감염에 의한 전염병이 틀림없다고 보았다. 원인이 어쨌든 당시는 육·해군 모두 전 병사의 30∼40%가 각기병에 걸려 있었다고 한다. 메이지 천황 자신도 가벼운 각기병을 앓았고, 부인인 아키노리(昭憲) 황태후 또한 그 병으로 사망했다. 메이지 시대에 평균수명은 남자 32세, 여자 33세(1886년)로 단명하였는데, 그 주된 원인은 콜레라, 천연두, 장티푸스 등의 전염병 외에 각기병으로 사망하는 경우가 많았기 때문이다.

일본은 부국강병의 시대에 들어가지만 병사가 각기병으로 사망하여 군사적으로 대단히 위협적이었다. 청일전쟁의 전사자가 1,270명이었는데, 각기병에 의한 병사자는 4,000명이었던 것으로 보아, 눈앞의 적은 '각기병'이라고 할 수 있다.

다카기는 서구에는 각기병과 같은 병이 없다는 사실에 착안하여, 원양항해 수병들의 주식인 쌀밥에 보리밥을 섞어 먹였다. 그렇게 했더니 각기병으로 인한 수병의 사망은 격감하였다. 다카기는 자기의 영양설에 자신을 갖게 되었다. 그런데 육군은 각기병에 의한 사망이 줄었다고 하더라도 세균감염으로 드물지 않게 나타나는 계절변동 때문이라든가, 보리밥이 각

암 예방은 자기 책임이다

기병을 막았다는 직접 증거가 없다는 반대를 계속하여, 육군과 해군의 자기 주장은 점차 심해졌다. 모리 오가이(森鷗外)도 다카기의 영양설에는 비판적이었고 전염병설을 들고 있었다.

그러나 다음 러일전쟁에서 다카기의 영양설이 증명되었다. 해군 전사자는 229,000명이었는데, 각기병에 의한 사망자는 거의 없었다. 그런데 육군의 전사자는 48,400명이었으나 각기병으로 인한 사망자는 27,800명이었다. 육군은 해군의 주장을 인정하지 않았기 때문에 3만 명이나 되는 귀중한 병사의 생명을 각기병으로 잃은 것이다. 이 사실은 현재 성인병 예방은 "의심스러운 것은 피하라"로부터 시작하여 우선 이론보다는 곧 실천하는 것이 얼마나 중요한가를 가르치고 있다.

Ⅷ. 나이와 암

　같은 암이라도 고령자의 암은 젊은 사람의 암과 달리, 천천히 증식한다. 고령자는 암의 전이빈도도 낮다. 천수를 누린 뒤 걸린 고령자의 암을 일본에서는 '천수암(天壽癌)'이라고 부르며 그 용어는 세계 학회에서도 쓰이고 있다. 천수암은 후유증이 따르는 뇌혈관장해나 신변을 정리할 틈도 없는 심근경색에 비해 긍정적으로 수용하는 추세다.

VIII. 나이와 암

VIII. 나이와 암

이 책의 첫 부분에서 얘기한 것처럼 암은 노화와 관계 있는 일종의 '노화병'이기도 하다. '노화'는 '유전'과 같이 인위적으로 대처하기에는 한계가 있지만, 그 실태를 아는 것은 암 예방에 크게 도움이 될 것이다. 노화병으로 본 암의 실상을 알아보도록 하자.

① 암과 나이

암은 왜 고령자에게 많을까?

암이 될 위험도는 40세에서 80세까지 5년마다 약 2배씩 높아진다(일본 국립암센터, 야마구치〈山口直人〉 박사). 암이 고령자에게 많은 이유는 무엇일까?

하나는 노화와 더불어 활성산소에 의해 만들어진 산화물질이 세포의 미토콘드리아로부터 새어 나오지만, 고령자에게는 이에 대한 항산화작용이 원활하게 이루어지지 않는다. 그래서 유전자가 긴 시간 동안 돌연변이로 상처받게 될 기회가 많아진다. 물론 생체는 유전자의 상처를 치유할 능력을 갖고 있지만, 완전히 치유되지 않거나 때로는 잘못된 치유가 이루어지기도 한다. 이와 같은 유전자 변화는 연령에 의해 가산, 축적되어 암화한다고 생각된다.

또 하나의 이유는 암에는 긴 잠복기가 있기 때문이다. 암화된 세포는 즉시 임상적인 암이 되는 것은 아니다. 암화된 1개의 세포가 암 세포로서 분열과 증식을 되풀이하는 활발한 활동을 하기까지는 상당히 긴 시간이 필요하다. 이 기간이 암의 잠복기로 5년, 10년, 때로는 20여 년이 된다. 그 사이에 인간은 나이를 먹고 결과적으로 암은 고령화된 후에 발견된다.

노화한 세포가 암화되기 쉽다는 것은 시험관 내에서도 증명되었다. 시험관 내에서 배양하는 정상 세포에 발암성인 화학물질이나, 암 바이러스를 넣어 주면 정상 세포는 머지않아 암화한다. 이때 사용하는 정상 세포를 젊은 사람과 고령자로부터 채취하여 비교하면, 고령자의 세포가 암화되기 쉽다. 이것은 정상 세포라도 고령자의 세포는 이미 암화가 준비 상태이기 때문이다.

최근 노화와 암화에 공통된 유전자 차원의 연구가 활발히 진행되고 있다. 그 하나로 세포의 염색체 말단에 있는 텔로미어(telomere)라는 영역의 연구가 있다. 텔로미어에는 기능적인 유전자 정보는 없지만 단순한 유전자 암호의 반복이 이루어져, 염색체를 안정하게 유지하기 위해서 필요한 것으로 생각된다. 그런데 텔로미어는 세포분열을 반복할 때마다 짧고 작아진다. 즉 고령화되면 세포분열이 반복되고, 텔로미어는 점차 단소화한다. 그로 인해 텔로미어의 구조뿐만 아니라 기능도 변화하여 염색체상의 유전자가 불안정해져 세포를 암화하기 쉬운 상태를 만들어 간다.

천천히 증식하며, 전이빈도가 낮고, 정적이다.

수명은 생물의 종류에 따라 다르다. 예를 들면 생쥐는 2~3년, 인간은 75~85년이지만, 암은 각 분류의 수명이 다해 갈 때 생겨나는 경우가 많다(즉 암화는 각 분류가 갖는 원래의 수명에 맞는 속도로 진행된다고 할 수 있다).

같은 암이라도 고령자의 암은 젊은 사람의 암과 무엇이 다를까? 절대적인 차이도 없고 예외도 있지만, 고령자의 암은 일반적으로 천천히 증식한다. 사실 암의 전이빈도는 젊은 사람의 암에 비해 고령자의 암에 적다. 현미경으로 보더라도 고령자의 암은 비교적 분석도가 높고, 정상 조직과의 차이가 그렇게 크지는 않다. 왜 이러한 차이가 있는지 확실하지 않지만, 고령자의 암 세포는 잠재력이 젊은 사람보다 약할지도 모른다.

생체가 쇠약해지는 사이에 암에 대한 혈액·영양보급의 면에서 차이가 있다. 고령자는 상처에 대한 치유가 느린 것에서 알 수 있듯이, 모세혈관의 신생능력이 저하되기 때문이며 암 세포의 증식에 필요한 산소나 영양공급을 위한 혈액을 얻기 어렵고, 그만큼 세포는 충분한 활동 가능성을 획득하기 어려울지도 모른다. 어쨌든 고령자의 암은 젊은 사람의 암에 비해 어느 정도 정적이라고 할 수 있다.

암에 걸릴 우려는 79세까지일까?

암은 고령자에 많다고 한다. 고령이란 몇 살부터를 말하며 암은 몇 살

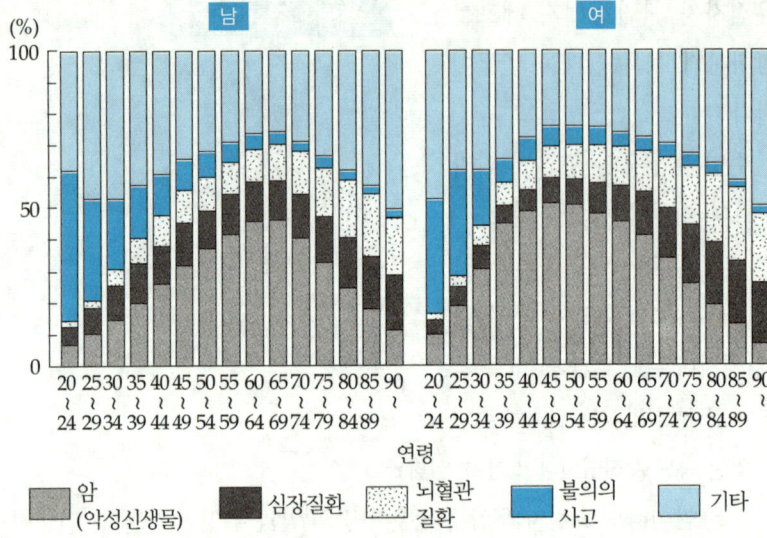

[그림 8-1] 일본의 연령별 성인병 사망률(1995년)

암에 대한 주의는 80세 정도까지는 필요하다(암 연구진흥재단 암 통계에서).

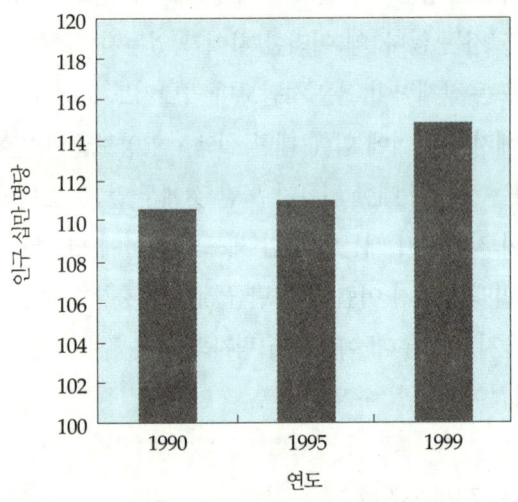

[그림 8-2] 한국의 암 사망률

정도의 사람에게 가장 많을까? 또한 암에 의한 사망이 연령에 따라 어떻게 변동될까, 암은 나이를 먹으면 당연히 늘어나는 걸까? 일본후생성의 '인구동태통계'(1996년판)를 참고하였다.

암의 사망연령을 보면서 주의해야 할 것은 사망에 대한 견해가 2가지다. 하나는 암에 의한 '사망수'(사망자의 절대수)를 연령별로 보는 경우이다. 또 하나는 각각의 연령구성으로 보정하여, 인구 10만 명당 사망수를 '연령조정사망률'로 보는 경우이다.

'사망수'와 '연령조정사망률'을 연령별로 본 움직임은 같지 않다. 최고령이 되면 암의 '사망수'는 줄지만, '연령조정사망률'은 줄지 않고 늘어난다. 때로 혼란을 불러일으키는 것은 양자를 구별하지 않고 논의하기 때문이다. 사망수와 연령조정사망률에 대해 공통적으로 말할 수 있는 것은 암의 사망연령은 예전과 비교하여 보면, 시대와 더불어 고령화한다는 점이다. '암 사망의 고령화'란 예전에는 70세에 사망하였는데 현재는 80이나 90세에 사망하여 평균수명의 연장 그 자체이다.

이것은 암이 되는 시기도 연령적으로 늦어지거나, 또는 암이 되어도 여간해서 사망하지 않게 되어, 수명이 연장된 후에 사망한다는 것이다.

이러한 사실은 암의 사망연령에서 보면 의학 · 의료의 진보와 더불어 생활개선이 이루어져 암은 현재 이미 해결의 기미가 보이기 시작하였고 또한 해결이 진행중이라고 해도 좋은 상황임을 나타낸다(38~39쪽 참조). 더구나 70세까지의 여성에 관해 말하면 연령조정사망률은 최근 40~50년 사이에 저하되었다(38~39쪽 참조).

대표적인 3대 성인병과 전체 사망에 대한 연령별 변화 비율의 관계를 살펴보자. 암, 심근경색, 뇌혈관장해 이 3대 성인병의 전체 사인에 대한 비율은 남자는 장년기부터 급속하게 증가하고, 60세에서 69세까지 최고에 달한다. 여자에게는 남자보다 빠른 50세 전후에 최고가 된다. 암은 좀

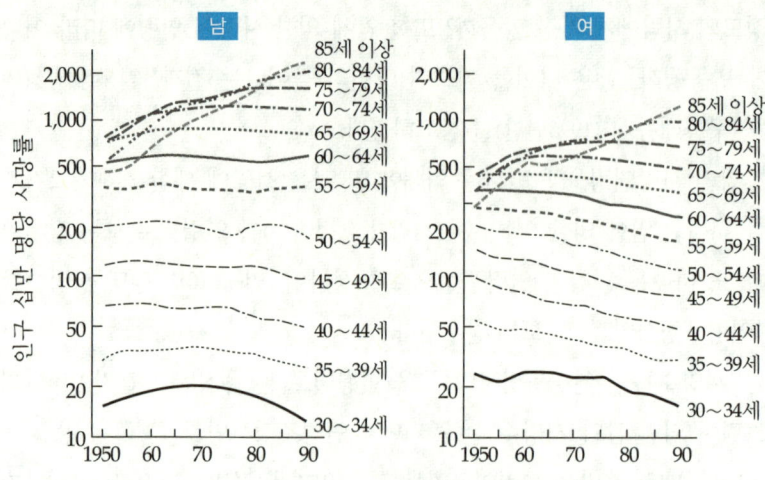

[그림 8-3] 일본의 연령별 암 사망률(1950년~1990년)

더 많으나 남자는 79세(여자로 74세)까지이다. 남자는 80세, 여자는 75세를 지나면 혈관장해(심근경색과 뇌혈관장해를 합쳐)가 많아진다. 즉 통계상의 숫자로서는 암의 공포는 74세(여자)와 79세(남자)까지로 이 연령을 지나면 암을 두려워할 필요성은 점차 적어진다고 할 수 있다(그러나 암에 의한 감염증이 사인이 되는 경우도 있기 때문에 늘 주의해야 한다).

암이 이 세상에서 없어진다면

현재 암 사망률이 특히 고령자에게서 높아지고 있는데([그림 8-3]), 평균수명은 어느 나라도 점차 연장되고 있다. 이것은 암에 의한 사망자가 늘어도 암으로 사망하기까지의 연령이 연장되었기 때문이다. 결국 인간은 장수하게 되었다. 즉 고령화 사회가 되었다.

고령화 사회가 되었다고 해도 암이 이 세상에서 없어진다고는 생각할

암(癌)! 예방이 최선이다

수 없다. 만약 암이 영원히 근절된다면, 인간의 평균수명은 연장될 것인가?

후생성 인구연구소의 다카하시(高橋重鄕) 부장의 데이터에 의하면, 환자수가 제일 많은 암이 이 세상에서 없어진다 해도 수명은 0세 아이에서 남자는 3.84세, 여자 2.76세, 65세 이상에서 남자는 2.69세, 여자는 1.72세 연장될 뿐이다. 전세계의 연구자가 암에 대해 최선을 다하여 연구하고 있는 것에 비하면 암이 이 세상에서 없어진다고 해도 평균수명의 연장은 그다지 눈에 띄지 않는다.

덧붙여서 말하면 뇌혈관장해가 없어진다 해도 수명은 0세 아이에서 남자 1.42세, 여자 1.73세의 연장에 지나지 않고, 심근경색이 세상에서 없어진다고 해도 0세 아이의 수명은 남자 1.17세, 여자 1.47세 연장될 뿐이다.

단지 대표적인 3대 성인병(암, 심근경색, 뇌혈관장해)이 한꺼번에 세상에서 없어졌다고 가정하면 평균 수명은 '10년' 정도 연장된다. 이 10년의 연장은 정말로 대단한 것이지만, 마냥 기뻐할 수만은 없지 않을까 하는 의문이 생기기도 한다.

3대 성인병이 완치될 때의 수명 연장

● 암이 완치된다면

0세 { 남자 +3.84세 / 여자 +2.76세

65세 이상 { 남자 +2.69세 / 여자 +1.72세

● 뇌혈관장해가 없어질 때

0세 { 남자 +1.42세 / 여자 +1.73세

● 심근경색이 없어질 때

0세 { 남자 +1.17세 / 여자 +1.47세

➡ 3대 성인병이 없어질 때 총 10년 연장

❷ 장수의 기원

장수의 꿈

암의 장기별로 본 평균 사망연령이 예전과 비교하여 어떤가? 그 움직임을 보도록 하자([그림 8-4]). 일본에서 암 사망연령은 치료성적이 향상되어 1950년 이후 점차 연장되고 있다. 단지 장기에 따라 사망연령이 상당히 연장된 것(백혈병)도 있고, 그다지 변하지 않은 것(골종양)도 있다. 전체 암에서 보면(특히 여성), 평균 10년 이상 연장되었다(한국의 경우 5년 이상 연장).

다음으로 평균수명을 예전과 비교하여 어떤지 보도록 하자. 일본인의 평균수명은 전후 50년 동안 약 30년 연장되었다. 이렇게 현저한 수명의 연장은 지금까지 세계의 긴 역사에 어디에도 없었다.

그 결과, 일본에서는 100세 노인이 전국에서 1998년 10,158명(일본 남자 1,812명, 여자 8,346명)을 기록해 인구 10,000 명 중 1명이 100세 노인이라는 계산이 된다. 인간 수명의 연장은 정말로 놀라운 것으로 이제부터 점점 연장될 것이다. 그러면 인간의 수명은 이제부터 어느 정도 연장시킬 수 있을까?

개체 수준의 수명과는 별도로 정상 세포의 수명에는 일정한 한계가 있다는 것이 전부터 잘 알려져 있다. 예를 들면 세포를 시험관 속에서 배양하면 세포분열 60에서 70회로 세포는 아포트시스(그리스어로 가을에 고엽이 떨어지는 상태를 의미한다)가 일어나 자연사 한다. 그 이상은 계속 살 수 없다는 것이다.

그런데 최근 반즈 박사는 배양한 태아세포에 EGF라는 증식인자나 다른 보조인자를 첨가하여, 무혈청배양이라는 특수한 방법을 사용함으로써 지금까지의 60~70회 분열의 벽을 넘어 그 몇 배의 장기배양이 가능해

암(癌)! 예방이 최선이다

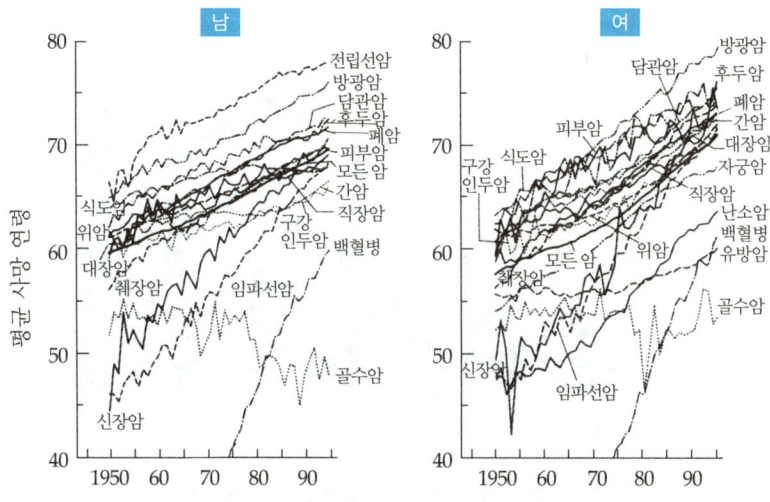

[그림 8-4] 일본의 주요 암의 평균 사망연령(1950년~1990년)

졌다. 지금까지 영구히 배양이 가능한 세포는 암 세포뿐이라는 상식은 크게 흔들리게 되었다.

수명을 연장시키고자 하는 연구는 예전부터 있었다. 최근 장상파리에 항산화작용이 있는 비타민 E를 주거나 SOD 유전자를 넣어 주면, 평균수명과 최고수명을 30% 정도 연장시킬 수 있다고 한다. 특히 수명 연장은 성장기와 성숙기에서 볼 수 있다. 아마 에너지의 사용방법이 조절되었기 때문이라 할 수 있다. 그리고 선충은 자기의 미토콘드리아에서 만들어진 활성산소에 의해서 손상을 받아 겨우 3주밖에 살지 못하지만, 활성산소의 생성을 억제하면 수명은 몇 배로 연장된다고 한다.

앞에서 말한 것처럼 세포의 수명은 세포 염색체의 말단에 있는 텔로미어가 세포분열시 단소화되어 이것이 세포 노화와 세포 소멸의 원인이 된다. 그러나 텔로미어의 단소화를 방지할 수 있는 텔로미어제라는 효소를

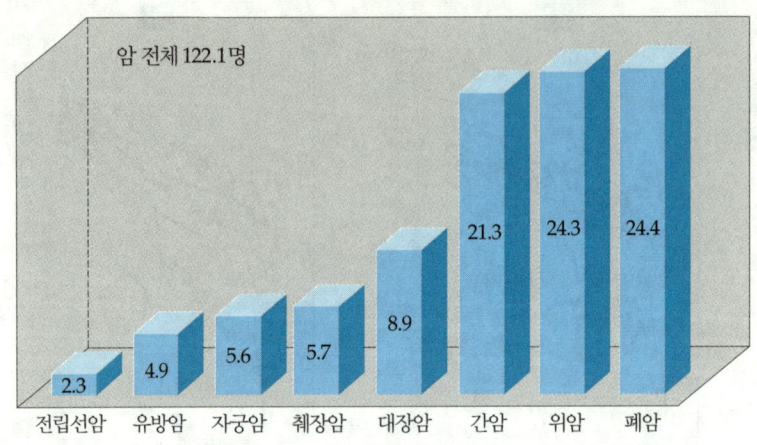

[그림 8-5] 한국의 인구 10만 명당 암 사망자 수(자료 : 통계청, 2000년 통계)

내는 세포는 노화되지 않고 영원히 사는 것이 가능하다. 사실은 암 세포라
든가 생식세포는 텔로미어제를 내서 분화나 노화되지 않고 영원히 쓸 수
있다. 따라서 세포가 암화되면 개체는 죽더라도 체외에서 배양하는 방법
에 의하여 영원히 분열증식이 가능해진다.

   개체 수준이라도 섭취하는 열량을 제한함으로써 최대수명과 평균수명
의 연장이 가능한 것은 이미 말하였다(85쪽 참조). 지금까지 인간의 평균
수명은 연장시킬 수 있어도 최대수명을 연장시키는 것은 어렵다고 알려
져 있었는데, 열량제한은 종래의 견해를 뒤엎고 인간의 최대수명을 더욱
연장시킬 가능성도 있음을 입증하였다.

   암 연구로 유명한 미국의 러브(Love) 박사는 최근 생체가 생존중에 여
러 번 반복될 세포의 돌연변이를 반으로 줄임으로써 암 사망 연령을 얼마
나 연장할 수 있는가를 조사하였다. 그 결과, 평균적으로 현재는 50세인
간암의 사망 연령은 90세로, 55세인 폐암의 사망의 연령은 75세로, 또한

암(癌)! 예방이 최선이다

전립선암 사망 연령은 85세에서 130세까지 대폭 연장시킬 수 있다고 한다.

체내에 섭취된 음식물 속의 돌연변이원성 물질의 유무를 분변의 엠스 테스트로 조사해 보면, 크건 작건 이 변이원성물질은 증명되지만, 음식물을 섭취하지 않고 IVH와 같은 인공영양약을 주입받는 사람의 분변에서는 증명되지 않는다. 그러나 음식물을 섭취하지 않고 IVH 수액만으로 사는 인생은 있을 수 없다.

맛있는 음식을 충분히 섭취하면서 돌연변이를 일으키는 물질은 의도적으로 멀리하고 그래도 일어날지 모르는 돌연변이를 억제할 수 있는 식품·약제를 적극적으로 취하고, 또한 알맞은 운동과 충분한 휴양을 취하고 감염증이나 면역저하를 초래하는 상황은 즉시 회복시키는 등 가능한 방법을 모두 사용하면 이론적으로나 실제적으로 발암연령의 고령화, 또한 평균수명의 연장은 가능해진다. 그렇게 된다면 세계 최고령이 120세라는 기록은 갱신되며 130세, 140세의 장수자가 그다지 진기하지 않을 것이다. 이렇게 되면 사인은 진짜 노쇠사가 되어 건강한 암 세포는 나타나지 않을 것이다(이와 같이 말하고 싶지만, 아직 확실치 않다).

그러나 생각해 보면 현재의 수명연장이 초고령자(통상 80세 이상)에게 단지 시간적인 생명의 연장이라는 것으로만은 그리 의미가 없다. 수명연장이 아니라 건강하게 '장수(長壽)' 할 수 있다면 대단히 좋은 일이다. 필자가 이 같은 생각에 몰두하는 이 시각, 기아로 사망하거나 AIDS의 유행으로 인구가 줄거나 평균수명이 반대로 줄어든 나라가 있다는 뉴스가 들려 온다. 세계에서 최장수하는 일본인이 건강하게 오래 살 궁리를 하는 것은 분에 넘치는 것일까?

장수로 건강하게—개호(介護)를 필요로 하지 않도록

일본은 세계적으로 보기 드문 초고령화 사회가 되었고 현재의 상태가 계속되면 결국 국민의 경제나 생활은 파탄할 것이라고 한다. 65세 이상의 고령자가 현재 전 인구의 16%이지만 2025년에는 27%(약 3,300만 명)가 될 것이고 개호를 필요로 하는 고령자는 520만 명이 되어서 경제적으로 대단히 힘든 상황이라는 것이 파탄론의 근거이다.

초고령화 사회의 문제는 재정 · 경제의 측면에서 논의된다. 또한 초고령화 사회에서 고령자 개호는 장래 피할 수 없는 것이라는 수동적 입장에서 받아들이는 경우가 많다. 유감스럽게도 개호나 원호를 필요로 하는 사람들의 비율을 어떻게 줄일 수 있는가, 건강정책상 구체적으로 논의된 것은 의외로 적다.

개호나 원호를 필요로 하는 상황은 뇌혈관장해, 심근경색, 암 등의 성인병 외에 고혈압, 혈전증, 골다공증, 골절, 운동장해, 치매 등 고령자의 만성적인 장해에 의해서 생겨나는 경우가 많다. 그러면 개호나 원호를 필요로 하는 상황을 어떻게 감소시킬 수 있을까, 그리고 질병의 발병을 어떻게 지연시킬 수 있을까 하는 것이 큰 과제가 되었다.

미국에서는 이미 심근경색이나 뇌혈관장해는 병에 걸리거나 사망 모두 연령보정으로 보면 십여 년 동안에 격감하였다. 그 이유는 국민들 사이에 염분과 지방섭취를 줄였다든지, 혈압이나 혈중의 콜레스테롤을 측정하는 등 건강에 대한 주의가 있었기 때문이다.

암 또한 담배를 끊고 과일 · 야채를 섭취하는 등 필요한 마음가짐을 갖춘다면 반드시 줄어들 것이다. 이러한 마음가짐이 실제로 효과를 얻는 것은 폐암이 이미 서구에서 감소하기 시작하였고, 미국에서 암에 걸리는 비율이 감소하기 시작한 것으로 알 수 있다.

그리고 미국의 장기개호조사에 의하면 65세 이상에서 개호를 필요로 하는 장애자수는 1994년에는 10년 전에 비해 15%, 실제적인 수치를 보면 120만 명이나 줄었다. 미국의 의학이 경제력 강화에 공헌하였다고까지 말

암(癌)! 예방이 최선이다

하고 있다.

한편 일본에서도 각각의 상황에 해당하는 생활환경, 생활양식을 개선하는 것의 중요성을 알고 실천함으로써 적어도 개호나 원호를 필요로 하기까지의 연령을 5년이나 10년을 늦추든지, 또한 필요한 기간을 2년이나 3년이라도 단축시키는 것이 가능할 것이다. 즉 개호, 원호가 필요한 520만 명이라는 예측치를 50만 명이나 100만 명으로 감소시킬 수 있으면, 개인의 행복은 물론 사회적 의미는 대단히 크다.

이를 위해서는 생활환경의 개선을 고령이 된 후 시작해서는 충분한 성과를 거둘 수 없다. 물론 청소년 때에 시작하는 것이 좋은 성과를 기대할 수 있다.

일본에서는 "갑자기 저승으로 가도록 기도한다"는 말이 있다. 즉 노쇠하여 눕게 되어 다른 사람들에게 폐를 끼치고 싶지 않은 소원이 담겨 있는 것이다. 이러한 소망을 이루기 위해 실천은 빠르면 빠를수록 좋다.

'PPK'라는 말을 듣게 된다. 어려운 서양 글자의 약칭이 아니라, 인간이 팔팔하게 건강하게 살다가 최후에 갑자기 죽는 것이 이상적이라는 의미라고 한다. '갑자기'라는 것은 심근경색이나 뇌혈관장해를 상상하지만 암에 걸려 90세나 100세가 되면 대개는 '시들어 버리다'(K)는 것과 같이 조용히 죽을 수 있는 경우가 많다. 이것은 암연구회의 기타가와(北川知行) 소장 등이 말하는 '천수암'이다. 어떤 상황, 어떤 질병이라도 좋으니까, 적어도 90세, 100세까지는 '건강하게' 살아서 개호나 원호를 필요로 하지 않고, 주위에 폐를 끼치지 않으며 사회에 봉사하고(개호〈介護〉나 원호〈援護〉를 필요로 하지 않는 것), 그 후 '갑자기' 또는 '시들어'라도 좋다, 괴롭지 않게 죽을 수 있으면 최고이고, 이것이 고령화 대책의 기본이라고 해도 좋을 것이다.

ABC의 선택

사물의 시작은 영어로는 ABC이다. 모든 것이 ABC로 시작된다. 그런데 인생의 끝도 ABC이다. A는 심근경색(heart attack)의 A, B는 뇌순환장해(brain)의 B, C는 암(cancer)의 C, 모두 성인병이다. 현재 일본인의 5명 중 3명은 ABC의 어느것인가에 의해 죽는다. 예전에는 뇌순환장해가 많았지만 지금은 암이 많다. 사인의 5분의 3이 ABC라면 우리들은 언젠가 이것에 의해 죽게 되는데, 어차피 죽는다면 A, B, C 중 어느것이 좋을까?

자기의 장래 사인을 탐색하는 것은 가당치 않지만, A(심근경색)가 좋다고 생각하는 사람이 의외로 많다. 너무 괴롭지 않게 이 세상을 떠날 수 있기 때문이라는 것이 큰 이유이지만 정말로 A가 가장 바람직한 것일까? 일순 세상을 떠난 본인은 괴롭지 않아 좋지만, 남은 사람들은 그날로부터 어찌할 바를 모르게 되어 버린다. 죽은 본인도 오랜 세월 동안 신세를 진 사람들에게 '고맙습니다', '안녕'이라는 한 마디도 말할 수 없이 갑작스런 이별은 너무나 미련이 남지 않을까?

B(뇌혈관장해)는 어떨까? 일순 이 세상을 떠나는 것은 A와 같지만 그렇지 않은 경우는 병들어 눕게 되든지, 치매가 오게 된다. 치매는 본인은 병을 느끼지 못하지만 주변에서 인격 황폐의 상황이 너무나 가엾고, 또한 그러한 사람은 언제 끝날지 모르고 시중을 들어야 하는 가족들의 고생은 너무나 힘이 든다.

그런데 자신의 죽는 방법에 관해 A, B도 좋지 않다면 나머지 C(암)가 있다. C를 사인으로 선택하는 사람은 많지 않다. 그러나 현재는 암에 의한 육체의 고통은 모르핀 사용으로 꽤 가벼워졌고, 불치의 통지를 받았을 때 처음의 정신적 고통을 제외하고, 그 후 이 세상을 떠날 때까지 짧게 몇 개월부터 3년, 5년의 긴 시간 동안, 가족과 함께 하루하루의 인생을 귀중히 살며, '고맙습니다'라는 말과 '안녕'이라는 말을 하고 마음에 남김없이 이 세상을 떠날 수 있는 경우가 많지 않을까? 그렇다면 C도 그다지 나쁘지 않다. 물론 이상적으로는 90세, 100세가 되고 나서의 천수암을 말한다.

암으로 죽는 것도 나쁘지 않다는 이야기를 하였더니, 암으로 괴로워하는 가족을 돌보는 친구 중 한 사람이 "죽음을 알리는 시계 소리를 들으면서 사는 본인의 괴로움을 아는가" 라고 질문을 한 적이 있다. 사인의 선택은 머리 속으로 생각하는 것과 같이 단순한 것이 아니다.

본인이 납득할 수 있는 연령까지 병들어 눕지 않고, 치매가 되지 않고 (물론 암에 걸리지 않고, 걸리더라도 빨리 발견하여 고치며) 잘 늙어, 천수를 누리다가 죽고 싶은 것이다. 천수란 몇 살을 가리키는 걸까? 몇 살이라도 좋고, 본인이 만족할 수 있는 연령으로 해 두자. 그러면 그때의 사인(死因)은 A, B, C 무엇이든지 좋을 것이다.

역자의 말

　세계보건기구(WHO)에 따르면 전세계적으로 암으로 인한 사망자수는 연간 600만 명에 이른다. 게다가 암치료를 위해 지난 30여 년간 수십 억 달러를 소비했지만, 암은 감소하기는커녕 오히려 증가하고 있다.

　우리나라의 암 발생률은 1975년과 비교해 현재 10배나 증가하였으며 연간 8만 3천 명이 암에 걸려 그중 약 5만 명이 사망한다. 현재 우리나라의 국민의료소비는 국민총생산(GDP)의 2.5%에 달하며, 미국의 경우 1조 달러 이상이 소비되어 국민총생산의 12%를 차지한다. 이렇듯 암을 비롯한 만성성인병의 증가와 고령인구의 가속적 증가로 우리나라뿐만 아니라 세계 각국의 노인의료보험과 국민의료보장은 머지않아 파국에 직면할 것이라는 우려가 있다. 따라서 국민 개개인의 '삶의 질'이라는 측면에서도 국가의 재정적 측면에서도 암을 비롯한 성인병에 대한 근본대책은 시급하다.

　과거에 서양의학은 병의 원인이나 예방보다는 질병치료에만 중점을 두고 발전해 왔다. 암 예방과 연구에 가장 앞선 미국에서도 그 동안 식사나 생활양식에 의한 질병 예방과 만성성인병 요인의 장기적인 관리에 대한 인식이 부족했다. 최근에야 암 사망률에 가장 큰 영향을 미치는 요인들이 식이(10~70%), 담배(25~40%), 술(2.4%)들로 밝혀져 식이의 불균형 및 음주, 흡연 습관을 개선하는 것이 여러 가지 성인병 예방대책의 중요 요소인 것을 알게 되었다. 식이를 비롯한 생활양식의 개선으로 뇌순환질환의 50%, 심장질환의 54%, 동맥경화증의 49%, 암의 37%를 예방할 수 있다는

암(癌)! 예방이 최선이다

것이다. 그 결과 미국 국민은 대체치료법을 보다 더 활발히 요구하는 실정이다.

우리나라에서도 의학기술의 발전과 건강에 대한 관심이 높아지면서, 암을 비롯한 만성성인병에 대한 예방과 치료가 크게 발전하였다. 다만 염려되는 것은 식생활이 서구화하고 20~30대의 흡연인구가 늘어나면서 폐암, 대장암을 비롯한 몇몇 장기의 암 발생률이 큰 폭으로 상승하고 있다는 점이다.

몇 년 전 일본 게이오대학 곤도 박사의 "암 검진—백 가지 해는 있어도 한 가지 이익도 없다"는 주장이 우리나라에도 소개되면서 커다란 반향을 일으켰고 그 반향만큼이나 암 예방에 결정적인 오해를 불러온 적이 있다. 이러한 오해 자체가 암에 대한 정보가 부족하거나 그릇된 지식의 결과라는 점에 주목하여 역자는 이 책을 번역하게 되었다. 원문에 충실하되, 우리 독자들이 참고할 수 있도록 한국의 통계자료를 덧붙였다. 역설적이지만, '암, 예방이 최선의 치료다'라는 생각으로 이 책을 읽는다면 암 예방에 명쾌한 해답을 얻을 것으로 확신한다.

2001. 11
이인수

■지은이

고바야시 히로시(小林 博) 박사는
1927년 삿포로에서 출생하였다.
1952년 홋카이도(北海道)대학 의학부를 졸업한 이래, 병리학·종양학을 전공
하여 특히 암 치료와 예방에 관한 연구에 전념해 왔다. 현재 홋카이도대학 명예
교수, 삿포로암센터 이사장으로 활동하고 있다.
저서로『腫瘍學』(南山堂),『腫瘍免疫學』(공저,朝倉書店),『암과 유전』(공저,講
談社),『암과의 대화』(공편저, 春秋社),『암의 치료』(岩波新書) 등이 있다.

■옮긴이

이인수 박사는
1956년 미국 NIH(국립위생연구소) 장학생으로 도미, 워싱턴 주립대학 의과대
학을 졸업했다(의학박사). 그 후 워싱턴 주립대학 암연구소의 조교수, NIH 산
하의 국립암연구소 선임연구원, 국립환경위생연구소 생식독성실장 등을 역임
했다. FDA, UNDP 등 주요 기관의 기술고문관 및 고문으로 한국, 일본, 스위
스 등 국내외적으로 활동했으며, 현재 일본 후생성 국립위생연구소와 미국 국
립암연구소 연구평가위원으로 활동하고 있다. 그간 150편의 연구논문 발표를
통해 발암기제 및 신 항암제 약리작용 연구에 많은 공헌을 했다.
"암 예방이 치료보다 근원적인 문제"라는 인식에서 본격적인 암 예방서로 이
책을 번역했다.